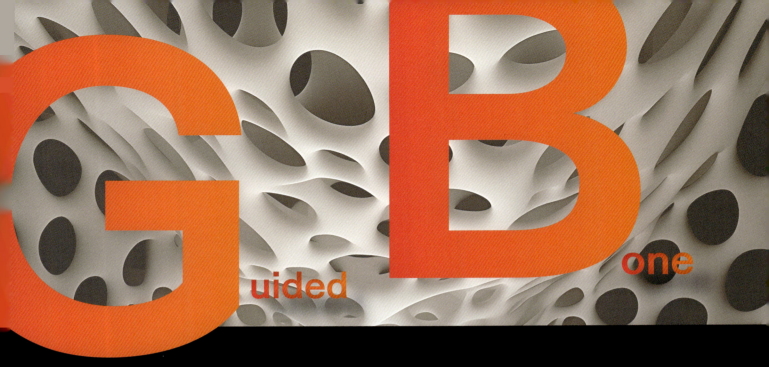

ベーシック GBR

Guided **B**one **R**egeneration

もう迷わない
骨補填材料&メンブレンの
材料選択と術式

著 安斉昌照・中田光太郎

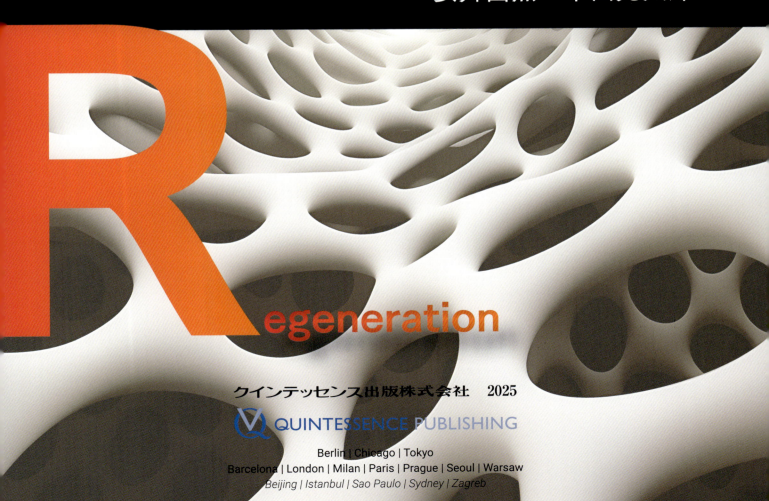

クインテッセンス出版株式会社　2025

QUINTESSENCE PUBLISHING

Berlin | Chicago | Tokyo
Barcelona | London | Milan | Paris | Prague | Seoul | Warsaw
Beijing | Istanbul | Sao Paulo | Sydney | Zagreb

まえがき

共著の中田光太郎先生は、私が約10年前のとある学会で初めてプレゼンテーションを行った時の座長でした。その時から、私の「目標」として中田先生の背中を勝手に追いかけて今日に至ります。中田先生とは、スタディークラブの例会を通じて、Prof. Istvan Urbanのハンズオンコースへ一緒に参加したり、GBRのコース「The GBR」をやらせていただいている「EN＝縁」があります。このご縁を通じて、本書が世に出るということは私にとってとても感慨深いものがございます。

本書を執筆するにあたり、私が初めてGBRを行った時のことを思い出しながら執筆にあたりました。執筆中、私がこれまで多くの書籍を拝読した中で、素晴らしいGBRの手技による、難易度の高い骨造成を目の当たりにして、圧倒されていのを思い出していました。しかし、最初は、GBRにおける基礎知識や技術不足により、簡単だと思われる症例での失敗や、術後感染も多く経験し、いつしかGBRを避けた治療計画を立案していました。ちょうどその時に、骨量がないため、複数の歯科医院でインプラント治療ができないと断られ続けた患者様が当院にいらっしゃいました。何とかしてあげたい思いから、GBRにまつわるセミナーやコースを通じて、一から学び直し、そこで学んだ知識を生かしてその患者様にGBRを行い、インプラント治療を終えることができました。その時、患者様から「先生に会えてよかった」という一言が、今の私の原動力です。

現在では「The GBR」のコースを通じてGBRの知識や手技を皆さんにお伝えしていますが、その中でも「どのような材料を用いればいいのか？」「GBRでの縫合部の裂開を防ぐにはどうしたらいいのか？」さらには「どのような症例から始めればいいのか？」など、私がGBRで悩んでいた同じような問題をそれぞれ抱えている受講生が多くいらっしゃいました。その一つひとつの解決方法を、ハンズオンセミナーを通じてお伝えしてきました。今回、それらの答えを、体系的・網羅的に1冊にまとめたのが、まさに本書です。

情報があふれる現代では、簡単に手技の動画を閲覧することができても、本質の知識が不足していると、思ったような結果が得られない場合があります。新しいコンセプトによるGBRが報告されても、本質的なコンセプトは実は変わらないのが現状です。そのようなGBRの本質的なエビデンスや臨床的な悩みを本書で解決できるように構成しています。「GBRの基礎知識」「材料選択」、さらに「合併症に対する解決策」を基軸としてGBRにかかわることをわかりやすくまとめています。とくに材料選択のパートでは、現在国内で流通している材料を骨欠損形態に準じて選択できる内容になっております。そのため、GBRの参考書として使用していただけると幸いです。本書を通じてGBRの理解を深め、予知性の高いインプラント治療ができる先生が一人でも多くなれば幸いです。

末筆ながら、日頃お世話になっている中田光太郎先生、貴重な症例を提供していただいた岡田素平太先生、尾島賢治先生、谷口陽一先生、山道信之先生、出版にあたり多大なるご尽力いただいたクインテッセンス出版株式会社の江森かおり様、山形篤史様に感謝するとともに、謝意を表します。また、これまで支えてくれた家族や医院スタッフに重ねて感謝申し上げます。

2024年12月吉日

安斉昌照

Contents

Part1 GBR の基礎

Chapter1　GBR の基礎知識

1　GBR の基礎を身に付けよう
1-1-1．GBR とは　　　　　　　　　10
1-1-2．GBR の原理原則　　　　　　11
1-1-3．GBR の変遷　　　　12
1-1-4．GBR と GTR の違い　　　13
1-1-5．骨増生と骨造成の違い　　　13

2　抜歯後の骨とインプラントの埋入時期
1-2-1．抜歯後の骨はどうなってしまうの？　　　14
1-2-2．抜歯後の骨の吸収スピードはどれくらい？　　　16
1-2-3．抜歯後の歯槽骨の形態変化は？　　　17
1-2-4．抜歯前の歯周組織フェノタイプにも注目　　　18
1-2-5．インプラント埋入のベストなタイミング　　　25

Chapter2　GBR のバイオロジー

1　GBR の難易度を考えよう
2-1-1．残存骨壁に応じて GBR の難易度が変わる　　　28
2-1-2．骨形態の分類　　　29
2-1-3．その骨欠損に対する GBR は内側性？　外側性？　　　30
2-1-4．メンブレンの必要性の有無　　　31

2 GBR の造成量の限界を知ろう

2-2-1. 獲得したい骨造成量はどれくらい？ **32**

2-2-2. 隣在歯のアタッチメントレベルに注意！ **33**

3 GBR 後の造成部形態変化を知ろう

2-3-1. よくある骨造成後の形態変化 **34**

2-3-2. 骨造成後のボリュームはどうなるの？ **36**

Chapter3 患者の術前管理

1 患者のリスクファクターを理解しよう

3-1-1. 事前の全身管理はとても大切 **38**

2 術前の口腔内外消毒および術者の感染対策は念入りに

3-2-1. GBR 成功率アップのための術直前管理 **42**

3-2-2. 術者の手指消毒とガウンテクニック **43**

Chapter4 GBR に必要な組織・解剖

1 GBR で気を付けるべき上下顎の組織・解剖

4-1-1. 上顎の GBR で気を付けるべき脈管・神経 **46**

4-1-2. 下顎の GBR で気を付けるべき脈管・神経 **48**

Chapter5 GBR に必要な器具

1 GBR で欠かせない器具を揃えよう

5-1-1. GBR をするためには何を揃えればいいの？ **50**

2 GBR の一連の流れを使用器具とともに整理しよう

5-2-1. GBR 術式における使用器具・材料の適材適所 **52**

Chapter6 骨補填材料とメンブレン

1 骨補填材料の役割を理解しよう

6-1-1. 骨補填材料の役割とは？ **54**

6-1-2. 骨補填材料の性質の違い **55**

6-1-3. 国内で販売されている主な骨補填材料の性質 **56**

6-1-4. 自家骨採取部位と方法 **58**

6-1-5. 国内で入手可能な骨補填材料の使い分け **59**

Contents

2　メンブレンの役割を理解しよう

6-2-1．メンブレンの役割とは？　　　　**60**

6-2-2．吸収性メンブレンと非吸収性メンブレンの違い　　　**61**

6-2-3．メンブレンの設置方法　　　**63**

3　GBR の材料の適材適所を理解しよう

6-3-1．骨欠損を三次元でとらえる　　　**66**

6-3-2．骨欠損をベクトルで考える　　　**67**

Part2 **GBR の臨床**

Chapter7 **GBR のテクニック**

1　GBR の切開・剥離の勘所を理解しよう

7-1-1．血液供給を第一に考える　　　**74**

7-1-2．縫合を適切な部位で行うための切開線を考える　　　**75**

7-1-3．剥離はどこまですればいいの？　　　**77**

2　GBR の術式の種類を理解しよう

7-2-1．同時法と段階法の違い　　　**78**

7-2-2．主な術式の選択　　　**79**

3 　減張切開の基本手技を知ろう

7-3-1.　骨膜の仕組み　　　**98**

7-3-2.　減張切開のポイント　　　**99**

7-3-3.　下顎臼歯部の GBR における注意点　　　**100**

Chapter8　　縫合のテクニック

1 　縫合糸と縫合針の使い分けを知ろう

8-1-1.　縫合糸の種類と特徴　　　**102**

8-1-2.　縫合針の構造　　　**103**

2 　主な縫合の術式を理解しよう

8-2-1.　GBR で主に使用される縫合の術式　　　**104**

8-2-2.　運針の手順　　　**107**

Chapter9　　術後の合併症

1 　術後の合併症と対処法を知ろう

9-1-1.　術後の合併症①メンブレンの露出　　　**110**

9-1-2.　術後の合併症②感染　　　**112**

9-1-3.　術後の合併症症例　　　**113**

Index　　**116**

イラスト：林　和貴、関上絵美・晴香

著者一覧

安斉昌照　Masateru Anzai

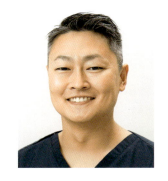

[経歴]
2007年　日本歯科大学歯学部卒業
2008～2010年　日本歯科大学附属病院歯科麻酔・全身管理科入局
2011年～　あんざい歯科医院勤務
2012～2013年　FACE（米国咬合医療卒業後研修プログラム）
2016年～　あんざい歯科医院院長
2018年～　医療法人社団OHP あんざい歯科医院理事長
2020年　神奈川歯科大学社会人大学院咀嚼機能制御補綴学分野歯学博士
2025年　医療法人社団OHP OHP DENTAL OFFICE 開設

[役職]
神奈川歯科大学歯科補綴学講座クラウンブリッジ補綴学分野特任講師
日本顎咬合学会認定医
日本顕微鏡歯科学会認定医
日本歯周病学会会員
日本臨床歯周病学会会員
日本口腔インプラント学会会員
ITI（International Team for Implantology）member
AACD（American Academy of Cosmetic Dentistry）member
EN（Enhancement of New dentistry）東京理事
CID（Center for Implant Dentistry）理事

中田光太郎　Kotaro Nakata

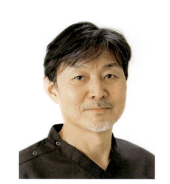

[経歴]
1990年　福岡県立九州歯科大学歯学部卒業
1994年　医療法人社団洛歯会 中田歯科クリニック開設
2009年　医療法人社団洛歯会 デンタルクリニックTAKANNA開設

[役職]
京都府立医科大学大学院医学系研究科/医学部医学科客員教授
日本顕微鏡歯科学会指導医
日本臨床歯周病学会認定医
日本口腔インプラント学会専門医
EN（Enhancement of New dentistry）主宰
ITI（International Team for Implantology）Fellow

執筆協力

岡田素平太　Soheita Okada

医療法人社団美樹歯会 オカダ歯科クリニック

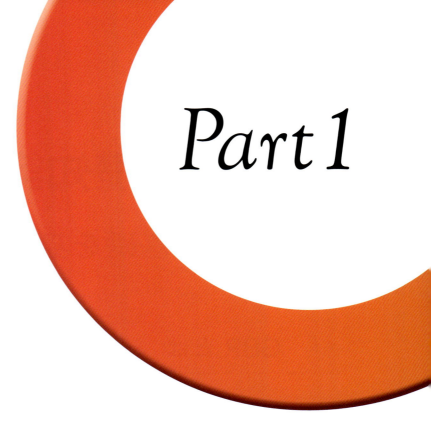

Part 1

GBR の基礎

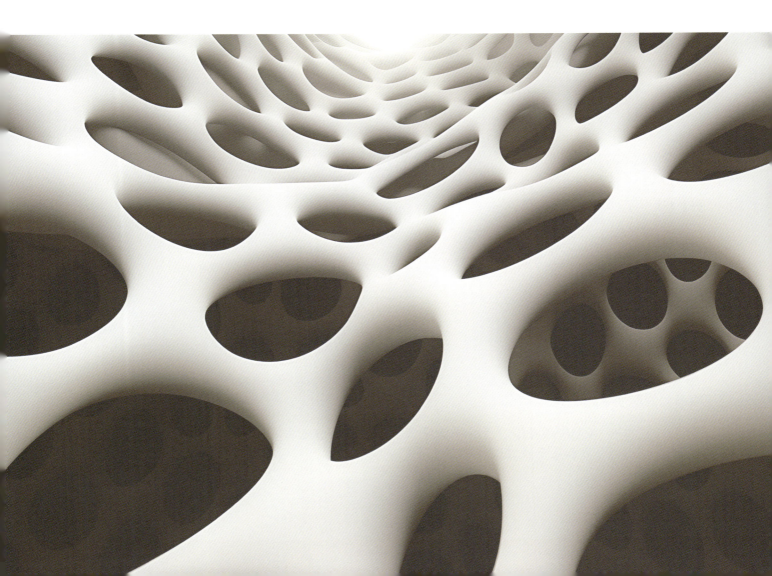

Chapter 1
GBRの基礎知識

① GBRの基礎を身に付けよう

1-1-1　GBRとは

　GBRは、guided bone regenerationの略で、日本語では骨再生誘導とも呼ばれています。外傷で歯だけではなく歯周組織も大きく欠損したり、歯周病の影響で歯槽骨が痩せてインプラントを埋入するだけの骨幅や高さが足りない場合に、不足した歯槽骨の再生を促し、インプラント治療が難しいとされる骨欠損患者に適応する治療法です（図1-1-1）。

　自家骨・骨補填材料やメンブレン（膜）を用いて骨欠損部の骨再生が可能な環境を作ることが目的です。

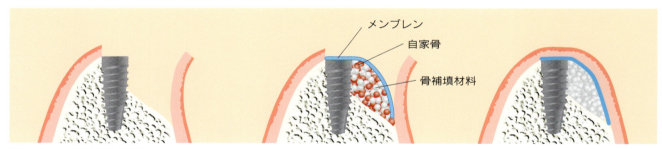

図1-1-1　GBRの治療の流れ。

簡単に説明すると……

Point!　GBRはインプラントを埋入するのに十分な骨幅や高さが足りない場合に用いられるテクニックのことをいいます。

1-1-2 GBRの原理原則

GBRでは**図1-1-2**のPASSの原則[1, 2]がポイントです。手術時にはこれら4つの原則を守り、骨補填材料、保護膜（メンブレン）、固定用ピン、テンティングスクリューなど使用して骨の再生を促します。

①手術部位の傷が開かないこと（**P**rimary wound coverage/closure）
②手術部位に必要な血流の供給があること（**A**ngiogenesis, Adequate blood supply）
③手術部位に骨の新生が起こるための必要な空間が維持されていること（**S**pace creation/maintenance）
④手術部位が動かないように安定性を保つこと（**S**tability of wound）

これらの要素が達成されることにより、予知性の高い骨造成が可能です。

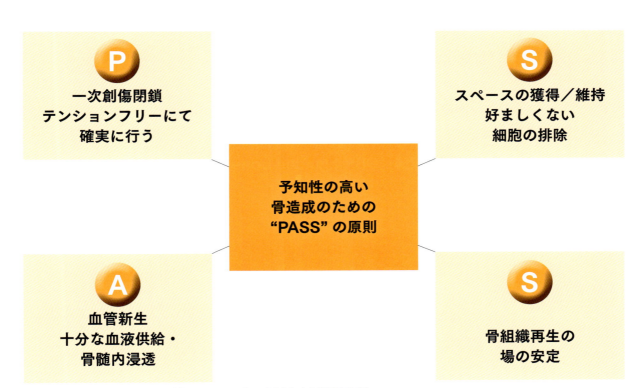

図1-1-2 PASSの原則（参考文献1、Wangら、2006より引用改変）。

簡単に説明すると……

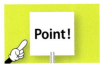

GBRを成功に導くにはPASSの原則を守ることが大事です。

参考文献
1. Wang HL, Boyapati L. "PASS" principles for predictable bone regeneration. Implant Dent. 2006 Mar;15(1):8-17.
2. 一般社団法人日本インプラント臨床研究会（編）．インプラント図鑑．視覚で巡るインプラントの世界．東京：クインテッセンス出版, 2024.

1　GBRの基礎を身に付けよう

1-1-3　GBRの変遷

　1947年、Bergの「骨再生の仮説」[1]から始まり、1982年、Nymanら[2]による歯周組織再生の術式である、歯の周囲の骨欠損に対してメンブレンを用いることにより、上皮細胞の骨欠損部への流入を遮断し、歯根膜由来の細胞を歯根面へ誘導し新付着を獲得させる歯周組織再生誘導（GTR：guided tissue regeneration）が報告されました。

　1990年、Nymanらはヒトに対してのe-PTFEメンブレンを用いて、欠損した骨組織を選択的に再生させる骨再生誘導（GBR：guided bone regeneration）を初めて報告したことをはじめに、現在では、吸収性・非吸収性メンブレン、さらに自家骨を含むさまざまな骨補填材料を用いた手法が報告されているため、インプラント治療の適応症拡大にたいへん有用です（**図1-1-3**）。

1947	Bergが「骨再生の仮説」を提唱
1982	Nymanらが歯周組織再生誘導（GTR：guided tissue regeneration）を報告
1990	Nymanらが骨再生誘導（GBR：guided bone regeneration）を報告

図 **1-1-3**　GBRの歴史的変遷[3]。

簡単に説明すると……

 Point!　もともと歯周病によって吸収されてしまった骨を再生するための手術であるGTRの術式を応用して開発されたのがGBRです。

参考文献
1. Berg A. Contribution to the technique in fusion operations on the spine. Acta Orthop Scandinavica 1947; 17: 1-30.
2. Nyman S, Lindhe J, Karring T, Rylander H. New attachment following surgical treatment of human periodontal disease. J Clin Periodontol. 1982 Jul;9(4):290-6.
3. 一般社団法人日本インプラント臨床研究会（編）．インプラント図鑑．視覚で巡るインプラントの世界．東京：クインテッセンス出版，2024．

Part1　GBRの基礎

1-1-4　GBRとGTRの違い

GBRはメンブレンを用いて骨組織以外の組織の侵入を阻止し、選択的に骨の再生を図る方法です。それに対して、GTRはアタッチメントロスを起こしている歯に対して、メンブレンや骨補填材料などを用いて骨の再生を図る治療法です（図1-1-4）。

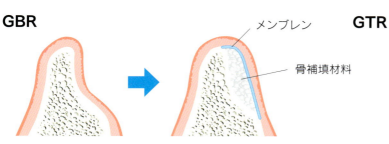
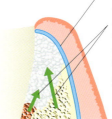

図1-1-4　GBRとGTRの原理。

簡単に説明すると……

Point!　GBRは歯が存在しない顎堤（骨の土手）の骨欠損に対して骨を造ろうとする治療法です。

1-1-5　骨増生と骨造成の違い

骨増生とは、細胞の増加をともなう生きた生物学的な骨組織の増加の意味です。

一方、骨造成は、骨組織を作り上げる外科手技を指します（図1-1-5）。われわれ歯科医師が行うのは後者の「骨造成」であり、その結果、骨増生が獲得できるということを理解する必要があります[1]。

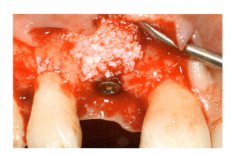

図1-1-5　骨造成の様子。

簡単に説明すると……

Point!　"骨増生"は生物学的に骨組織を増やすこと、一方、"骨造成"は外科手術で骨組織を増やすことをさします。

参考文献
1. 松野智宣．巻頭企画1　国内認可骨補填材料の適応と最新情報 2023/2024．In：松野智宣，岩野義弘（監著）．別冊　ザ・クインテッセンス　骨補填材料＆メンブレン YEARBOOK 2023/2024．最新エビデンスと臨床応用．東京：クインテッセンス出版，2024：5-16．

2　抜歯後の骨とインプラントの埋入時期

2　抜歯後の骨とインプラント埋入時期

1-2-1　抜歯後の骨はどうなってしまうの？

　抜歯後の歯槽骨は水平・垂直的な骨ボリュームが減少してしまいます。さらに、歯周炎や根尖性歯周炎などで、抜歯前に高度な骨吸収が起こっていた場合は通常の生理的骨吸収以上に減少します。

　歯槽骨は支持歯槽骨・固有歯槽骨（歯を支えている骨）に分類できます。とくに固有歯槽骨の束状骨はシャーピー線維が入り込んでいるため、歯根膜からの栄養に依存されます[1]。そのため、抜歯をすると束状骨の吸収が起こり、歯槽堤の形態が変化します。一般的に束状骨の厚さは0.2〜0.4mmで、上顎前歯部の唇側骨の64.1％が0.5mm、24.1％が1.0mmの厚さです。臼歯部頬側骨では24.1％が0.5mm、35.2％が1.0mmと報告[2]されており、とくに上顎前歯部では64％近い割合が束状骨とされているので、抜歯により歯根膜が欠如するとともに束状骨の吸収が起こることを意味しています。

参考症例　抜歯後の歯槽堤の変化を示す症例

　32歳女性、1|の審美障害を主訴に来院されました。来院から約6年前に転倒により抜歯し、隣在歯に接着された暫間修復で生活をされていました（**図 1-2-1**）。患者はインプラントによる欠損修復を希望されました。CBCT像では水平的な骨幅が不足していることが確認できましたが、初期固定が得られるだけの既存骨が存在しているため、インプラント埋入と同時のGBRを計画しました（**図 1-2-2**）。手術では、歯肉弁の剥離翻転を行うと吸収した歯槽堤が確認できました（**図 1-2-3**）。サージカルテンプレートを用いて理想的な位置へインプラントを埋入して、Bio-OssとBio-Gide（いずれもガイストリッヒファーマジャパン）を用いたGBRを同時に行いました（**図 1-2-4**）。歯肉弁は減張切開を行い、テンションフリーの状態で一次創傷閉鎖を行いました（**図 1-2-5**）。約3か月の治癒期間の後、二次手術を行い、インプラントテンポラリークラウンを装着しました（**図 1-2-6**）。テンポラリークラウンの調整を行い、最終上部構造を装着しました（**図 1-2-7**）。

■術前の口腔内写真

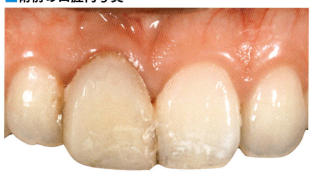

図 1-2-1　1|の歯槽堤吸収のために歯のサイズが相対的に大きくなっているのとともに、2|の矮小歯により審美障害が発生していると考えられる。

■ Part1　GBRの基礎

■術前のCBCT像

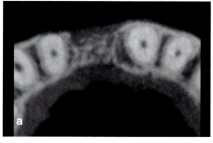

■吸収した歯槽堤の確認

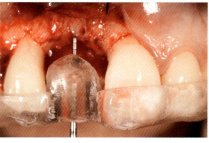

図1-2-2　術前のCBCT像冠状断（a）、矢状断（b）。抜歯によって唇側束状骨の吸収が起こり、インプラント周囲の骨が不足することが予想される。

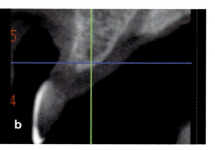

図1-2-3　サージカルテンプレートで理想的なインプラントポジションを確認。

■歯槽堤不足部分に対するGBR

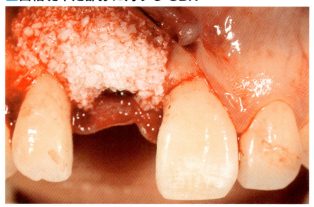

図1-2-4　インプラント周囲へBio-Oss、Bio-Gide（いずれもガイストリッヒファーマジャパン）を用いたGBR。

■術直後の口腔内写真

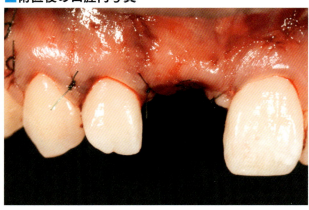

図1-2-5　減張切開を行い、テンションフリーにて縫合した。

■①インプラントテンポラリーの装着

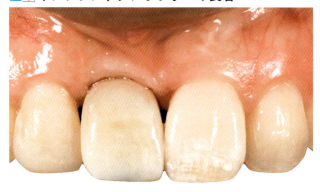

図1-2-6　装着直後にはブラックトライアングルが確認できる。しかし、歯肉縁下のカントゥアを調整することで、インプラント乳頭の回復が可能である。

■最終上部構造装着

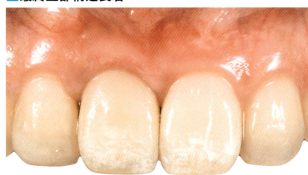

図1-2-7　歯槽形態を改善することで、調和のとれた歯冠形態を獲得することが可能である。

簡単に説明すると……

抜歯後、骨吸収が進むと、インプラントを埋入するための骨量が不足し、GBRが必要になります。

参考文献
1. Listgarten MA. Pathogenesis of periodontitis. J Clin Periodontol. 1986 May;13(5):418-30.
2. Huynh-Ba G, Pjetursson BE, Sanz M, Cecchinato D, Ferrus J, Lindhe J, Lang NP. Analysis of the socket bone wall dimensions in the upper maxilla in relation to immediate implant placement. Clin Oral Implants Res. 2010 Jan;21(1):37-42.

1-2-2 抜歯後の骨の吸収スピードはどれくらい？

　骨の吸収スピードについてはさまざまな見解があります。上顎前歯部において、抜歯後3か月で2.6〜4.5mmの垂直的骨吸収が起こり[1]、0.4〜3.9mmの水平的骨吸収が起こる[2]と言われています（**表1-2-1**）。さらに、同時に複数本の抜歯を行った場合の水平的な歯槽堤の平均残存骨量は、1歯のみの抜歯よりも少なく、前歯では1歯抜歯した場合と比較して3歯抜歯した場合は2.83mm、臼歯では3.0mmの違いが報告されています（**図1-2-8**）[3]。そのため、複数歯にわたるインプラント治療を計画する際は留意しておくことが大切です。

表1-2-1　前歯・臼歯部の同時抜歯本数における骨吸収量

抜歯後骨吸収変化	骨吸収期間	骨吸収量
垂直的骨吸収[1]	抜歯後、3か月の間で起きる	2.6〜4.5mm
水平的骨吸収[2]	3か月で50％の萎縮	0.4〜3.9mm

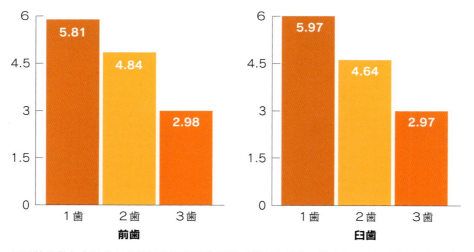

図1-2-8　同時抜歯数と水平的な歯槽堤の平均残存骨量（参考文献3、Al-Askar M、2013より引用改変）。

簡単に説明すると……

 水平的骨吸収は3か月で50％も萎縮するといわれています。

参考文献
1. Schropp L, Wenzel A, et al. Bone healing and soft tissue contour changes following single-tooth extraction: a clinical and radiographic 12-month prospective study. Int J Periodontics Restorative Dent. 2003 Aug;23(4):313-23.
2. Ten Heggeler JM, Slot DE, Van der Weijden GA. Effect of socket preservation therapies following tooth extraction in non-molar regions in humans: a systematic review. Clin Oral Implants Res. 2011 Aug;22(8):779-88.
3. Al-Askar M, O'Neill R, Stark PC, Griffin T, Javed F, Al-Hezaimi K. Effect of single and contiguous teeth extractions on alveolar bone remodeling: a study in dogs. Clin Implant Dent Relat Res. 2013 Aug;15(4):569-75.

■ *Part1* GBR の基礎

1-2-3 抜歯後の歯槽骨の形態変化は？

　抜歯後の歯槽堤の形態変化は、Cawood と Howell の分類[1]でⅡ～Ⅴに分けられています（**図1-2-9**）。

　重度の骨吸収が起こることで、筋肉の付着部位が相対的に歯槽頂付近に移動し、重度の骨吸収が起こる場合、上顎では鼻腔底や上顎洞底に歯槽頂が近接し、下顎ではオトガイ神経の開口部が歯槽頂に開口するなど、さまざまな解剖学的制約が発生する場合があります。そのため、昨今では抜歯後の歯槽堤のボリュームを維持する目的で、歯槽堤保存術が多くの臨床で行われています。

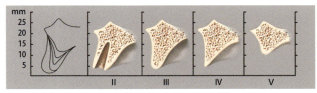
上顎前歯部における Cawood と Howell の分類
（Merli らにより吸収形態一部改変）

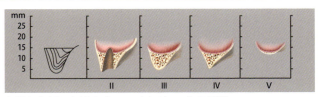
上顎臼歯部における Cawood と Howell の分類
（オリジナルの 6 つの分類を Merli らは 5 つに分類している）

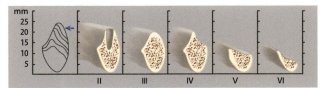
下顎前歯部における Cawood と Howell の分類
（Merli らにより吸収形態一部改変）

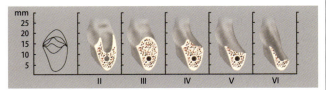
下顎臼歯部における Cawood と Howell の分類
（Merli らにより吸収形態一部改変）

図 1-2-9　歯槽骨の形態変化における分類（参考文献 2、日本インプラント臨床研究会［編］、2019、P134 より流用）。

簡単に説明すると……

Point!　抜歯することで、歯槽骨は歯根退縮する恐れがあります。

参考文献
1. Cawood JI, Howell RA. A classification of the edentulous jaws. Int J Oral Maxillofac Surg. 1988 Aug;17(4):232-6.
2. 一般社団法人日本インプラント臨床研究会（編）．21 世紀版 インプラントのための重要 12 キーワード ベスト 240 論文．東京：クインテッセンス出版，2019．

2 抜歯後の骨とインプラントの埋入時期

1-2-4 抜歯前の歯周組織フェノタイプにも注目

　抜歯後の硬軟組織変化は、歯周組織フェノタイプによって形態変化は大きく変わります。Chappuisら[1]は、抜歯後8週間の歯周組織の変化量を報告しており、薄い歯周組織フェノタイプ（唇側骨の厚さ＜1.0mm）の場合は、抜歯後の骨の垂直的変化は7.5mm減少し、62％の骨変化が起こります。一方、厚い歯周組織フェノタイプ（唇側骨の厚さ≧1.0mm）の場合は、垂直的変化は1.1mm減少し、9％の骨変化が起こります。

　しかし、軟組織の変化量に着目すると、薄いフェノタイプでは軟組織の厚みが相対的に厚くなり、厚いフェノタイプでの変化はほとんどない結果でした（**図1-2-10**）。そのため、インプラントを行う前の術前検査では、しっかりフェノタイプを確認しておく必要があります。歯槽堤保存術を行ってもインプラント埋入時には追加のGBRが必要になる場合があります[2]。

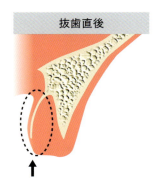

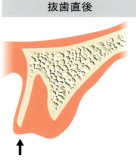

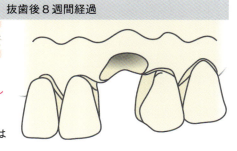

図1-2-10　薄い歯周組織フェノタイプにおける抜歯窩の形態変化（**a**）。抜歯後8週間では、平均7.5mm垂直的に約62％の束状骨が吸収してしまう（黒線）。しかし、軟組織では相対的に厚くなる（赤線）。厚い歯周組織フェノタイプにおける抜歯窩の形態変化（**b**）。限定的な束状骨の吸収が確認されたが、大きな形態変化は起こらない（黒線）。加えて、軟組織厚みの変化も確認されない（赤線）。（参考文献1、Chappuisら、2017、Fig 2引用改変）。

簡単に説明すると……

> **Point!**　抜歯後、薄いフェノタイプは骨がなくなりますが、軟組織の厚みは相対的に厚くなります。一方、厚いフェノタイプの変化量は限定的です。

参考文献

1. Chappuis V, Araújo MG, Buser D. Clinical relevance of dimensional bone and soft tissue alterations post-extraction in esthetic sites. Periodontol 2000. 2017 Feb;73(1):73-83.
2. Avila-Ortiz G, Chambrone L, Vignoletti F. Effect of alveolar ridge preservation interventions following tooth extraction: A systematic review and meta-analysis. J Clin Periodontol. 2019 Jun;46 Suppl 21:195-223.

参考症例　薄い歯周組織フェノタイプに対して歯槽堤保存術を行った症例

　1|の歯根破折により抜歯後インプラント治療にて審美修復を行いました（**図1-2-11**）。薄い歯周組織フェノタイプであることから、抜歯後の歯槽骨の顕著な形態変化が起こる可能性があることと、顕著な感染を起こしていたため、歯槽堤保存術を行い（**図1-2-12**）、段階法でインプラントを埋入することとしました。歯槽堤保存術後4か月では良好な歯槽堤保存はされていますが、唇側のボリュームが失われていることが確認できます（**図1-2-13、14**）。そのため、インプラント埋入（ストローマンBL φ 3.3mm 10.0mm）と同時のGBRを行い、インプラント周囲骨の骨造成を行いました（**図1-2-15、16**）。良好な初期固定が得られたため、埋入後9週間でロールテクニックにて二次手術を行い（**図1-2-17**）、唇側軟組織ボリュームの増大を図りました。プロビジョナルレストレーションにて軟組織の形態調整を行い（**図1-2-18**）、埋入後24週では、最終上部構造を装着しました（**図1-2-19**）。術後10年経過ではインプラント周囲組織は安定していることが確認されました（**図1-2-20**）。

■初診時の口腔内写真とCBCT像

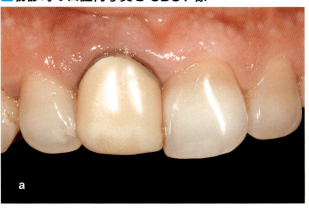
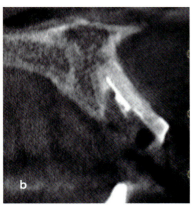

図1-2-11　術前の口腔内写真（**a**）とCBCT像（**b**）。1|は歯根破折のため、抜歯と判断した。術前の口腔内写真では歯頸線、歯冠形態や色調の不揃いが確認できる。また、CBCT像では垂直的な歯冠破折による歯の実質欠損が認められる（図1-2-11〜20は参考文献1、岡田、2024、図28a、b、29b、c、30、31a、c、d、f、32、33、34a、35a、bを許諾を得て引用掲載）。

■歯槽堤保存術直後の口腔内写真とデンタルX線写真

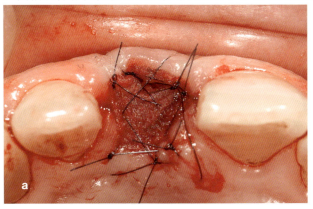
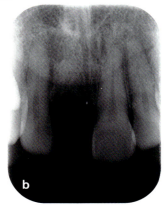

図1-2-12　歯槽堤保存術直後の口腔内写真（**a**）とデンタルX線写真（**b**）。抜歯後、十分に掻爬を行い、Bio-Ossを歯槽骨内に填入して、Bio-Gideを用いて抜歯窩の封鎖を図った。

2 抜歯後の骨とインプラントの埋入時期

■歯槽堤保存術後4か月の口腔内写真

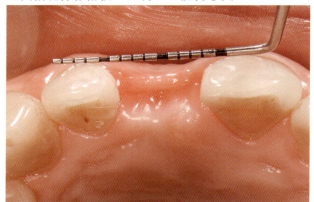

図 1-2-13　唇側の軟組織ボリュームが減少していることが確認できる。

■1⏌の歯肉弁剥離と翻転時の口腔内写真

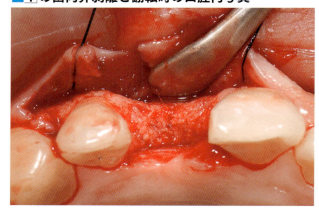

図 1-2-14　歯槽堤は保存できているものの、唇側の骨ボリュームが減少しているのが確認できる。

■GBRと同時にインプラント埋入手術

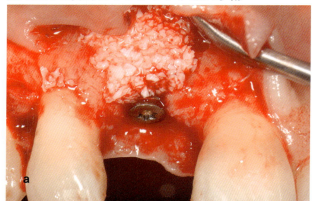

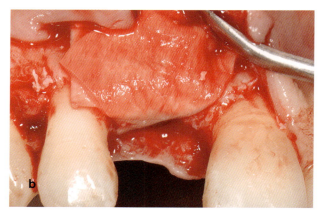

図 1-2-15　インプラントを三次元的に適切な位置へ埋入し、Bio-Oss を唇側へ填入して（**a**）、Bio-Gide で被覆する GBR を行った（**b**）。

■術後の CBCT 像

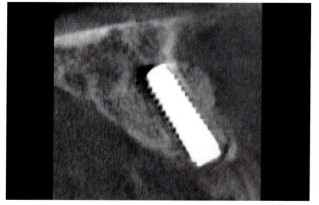

図 1-2-16　インプラント唇側には十分な骨ボリュームが確認できる。

■二次手術時の口腔内写真

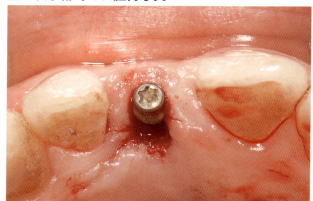

図 1-2-17　埋入後9週、インプラント直上の軟組織を唇側歯肉直下に折り込んで、唇側軟組織ボリュームを行った。

■Part1　GBRの基礎

■プロビジョナルレストレーション装着時

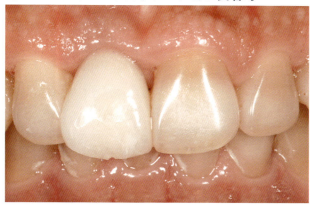

図 1-2-18　歯頸線の連続性や歯冠形態の調整を行う。

■最終上部構造装着時の口腔内写真

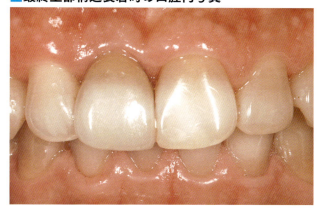

図 1-2-19　埋入後 24 週、良好なインプラント周囲組織が確認できる。

■術後 10 年の口腔内写真と CBCT 像

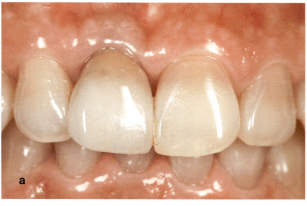
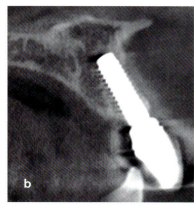

図 1-2-20　術後 10 年の口腔内写真（a）と CBCT 像（b）。薄い歯周組織フェノタイプに対して、歯槽堤保存術のみならず、追加の GBR をすることで、安定したインプラント周囲組織が確認できる。

参考文献
1．岡田素平太．長期インプラント症例を再評価する　両側上顎中切歯にリッジプリザベーションを行いインプラントを早期埋入した 10 年超経過症例．Quintessence DENT Implantol. 2024；31（2）：78-89．

2 抜歯後の骨とインプラントの埋入時期

> **参考症例** 厚い歯周組織フェノタイプに対して歯槽堤保存術を行った症例

　⌊1の歯根破折により抜歯後インプラント治療を行いました。厚い歯周組織フェノタイプであり、CBCTでは厚い束状骨が確認できました（**図1-2-21**）。抜歯後は、インプラント初期固定が困難であることが予測されたため、歯槽堤保存術を行いました（**図1-2-22**）。術後5か月では、軟組織形態は維持され、さらにCBCT像では良好な歯槽堤形態が確認できたため（**図1-2-23**）、サージカルガイドを用いたフラップレスサージェリーにてインプラント埋入（ストローマン BL φ4.1mm 10.0mm）を行いました（**図1-2-24**）。40Ncm以上の初期固定が得られたため即時プロビジョナルレストレーションを装着して（**図1-2-25**）、歯肉ラインの調整を行ったのちに（**図1-2-26**）、最終上部構造を装着しました（**図1-2-27**）。

■⌊1の口腔内写真、術前のデンタルX線写真、CBCT像

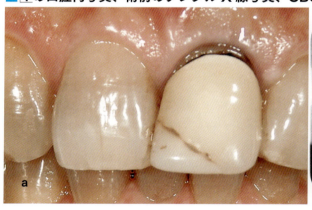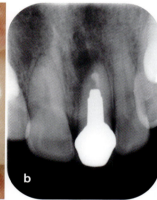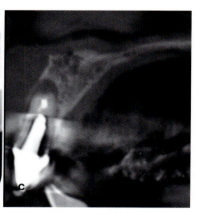

図1-2-21 ⌊1の口腔内写真（**a**）、術前のデンタルX線写真（**b**）、CBCT像（**c**）。⌊1の審美障害が認められ、根尖部には透過像が確認できる。厚い歯肉と束状骨が確認できる。

■歯槽堤保存術

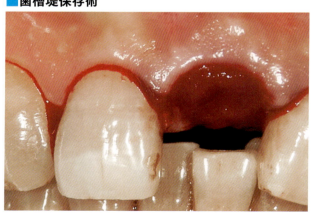

図1-2-22 抜歯後Bio-Ossを填入して、Bio-Gideにて抜歯窩を被覆した。さらに、その上部を人工歯にて圧迫し、審美性の回復と軟組織形態の維持を図った。骨内に填入して、Bio-Gideを用いて抜歯窩の封鎖を図った。

■ Part1　GBRの基礎

■ 歯槽堤保存術後5か月の口腔内写真、デンタルX線写真、CBCT矢状断、冠状断

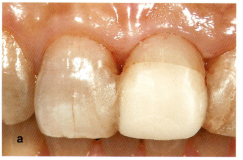
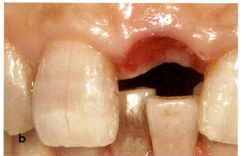
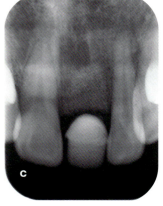
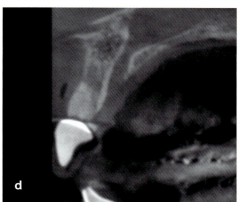
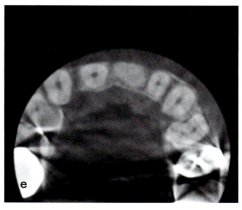

図 1-2-23　歯槽堤保存術後5か月の口腔内写真（a、b）、デンタルX線写真（c）、CBCT矢状断（d）冠状断（e）。硬・軟組織の良好な治癒経過が確認できた。厚い歯周組織フェノタイプであったため、抜歯前と軟組織の形態変化が最小限であった。

■ サージカルガイド、フラップレスサージェリー、インプラント埋入後のCBCT像

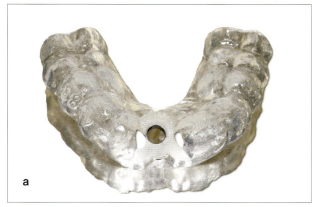
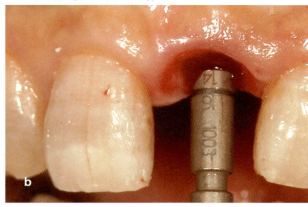
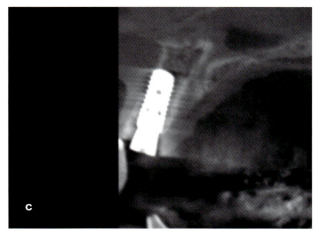

図 1-2-24　サージカルガイド（a）、フラップレスサージェリー（b）、インプラント埋入後のCBCT（c）。良好な硬軟組織のボリュームが確認されたため、サージカルガイドを用いてインプラント埋入窩の形成と埋入（ストローマンBL φ4.1mm 10.0mm）までを行った。CBCT像ではインプラントの唇側部に厚い硬組織が確認できた。

23

2 抜歯後の骨とインプラントの埋入時期

■ 術後4週間の口腔内写真

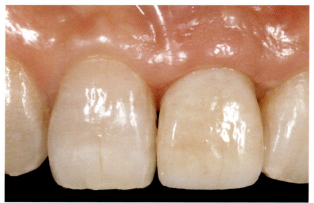

図 1-2-25 歯肉ラインが歯冠側に位置にしていることが確認できる。

■ 調整後のプロビジョナルレストレーション

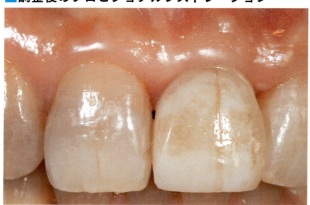

図 1-2-26 サブジンジバルカントゥアの調整をし、歯肉ラインの整えた。

■ 上部構造を装着した口腔内写真とデンタルX線写真

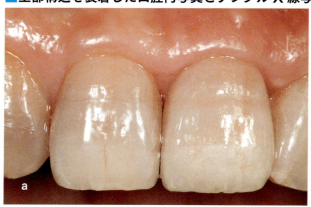 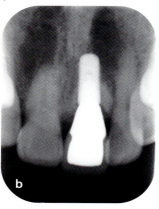

図 1-2-27 上部構造を装着した口腔内写真 (**a**) とデンタルX線写真 (**b**)。良好な歯肉形態と良好な審美性が獲得できた。デンタルX線では、安定したインプラント周囲の硬組織が確認できる。

■ *Part1* GBR の基礎

1-2-5 インプラント埋入のベストなタイミング

インプラント埋入のタイミングは、抜歯窩の治癒プロセスによって、Type1（抜歯即時埋入）、Type2（軟組織治癒：4〜8週）、Type3（硬組織治癒：12〜16週）、Type4（遅延埋入）の4つに分

けています（**表1-2-2**）。重度の感染によって理想的なインプラント埋入が不可能な場合（初期固定が得られない場合）は、GBRと同時か段階法でインプラント埋入を行います。

表1-2-2 抜歯後のインプラント埋入時期（参考文献1、Buserら、2008より引用改変）

分類	埋入の タイミング	抜歯後の 経過期間	適応の有無	注意事項	難易度
Type1	抜歯即時埋入	抜歯直後	初期固定が完全に得られる骨量が存在して、重度の感染がない場合に適している。	抜歯後の骨のリモデリングを抑制することができないため、それを補償するための硬・軟組織移植が必要。しかし歯槽骨壁が完全に残存していない場合（裂開状の骨欠損など）はインプラント修復後の組織退縮が起こる可能性が高いため、審美的な部位においては十分注意が必要。	もっとも難しい
Type2	軟組織の治癒をともなう早期埋入	抜歯後4〜8週間	インプラントの初期固定が得られる既存骨が残存している場合、骨欠損形態に依存して（2-1壁性骨欠損が存在する場合）段階法に移行する。	骨のリモデリングは継続されるため、インプラント周囲骨の幅が菲薄している場合はGBRが必要。	やや難しい
Type3	硬組織の部分治癒をともなう早期埋入	抜歯後12〜16週間	インプラントの初期固定が得られる既存骨が残存している場合、骨欠損形態に依存して（2-1壁性骨欠損が存在する場合）段階法に移行する。	インプラント埋入位置を補綴学的に理想な位置に設定した場合に、インプラントの一部が露出してしまう場合や、インプラントを支持する骨量が十分に存在しない場合があるため、術前または同時のGBRを行いインプラント周囲の十分な骨ボリュームの獲得が必要。	比較的易しい
Type4	遅延埋入	6か月以上	骨欠損形態に依存して（2-1壁性の骨欠損が存在する場合）段階法に移行する。	インプラント埋入位置を補綴学的に理想な位置に設定した場合に、インプラントの一部が露出してしまう場合や、インプラントを支持する骨量が十分に存在しない場合があるため、術前または同時のGBRを行いインプラント周囲の十分な骨ボリュームの獲得が必要。	もっとも易しい。しかし、骨吸収はもっとも進んでいる

25

2 抜歯後の骨とインプラントの埋入時期

> **参考症例** 抜歯即時インプラント埋入でSSAを用いた1症例

抜歯即時インプラント埋入において、歯槽堤保存を目的として抜歯窩へ骨補填材料を填入し、初期固定が得られたインプラントに抜歯窩全体を封鎖する、SSA（Sealing Socket Abutments）テクニック[2]を用いることで、メンブレンを用いることなく骨補填材料の維持安定が得られ、良好な歯槽堤幅を確保できると同時に、角化歯肉幅の獲得ができます（図1-2-28〜34）。

■初診時の口腔内写真

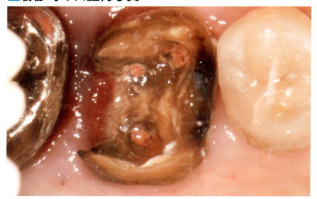

図1-2-28　6|には重度のう蝕に罹患しており、保存不可能と判断した。

■シールドの形成

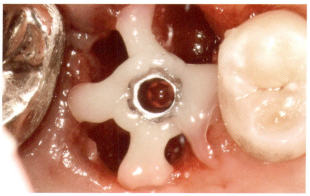

図1-2-30　テンポラリーシリンダーを設置してCRを蜘蛛の巣のように築盛して、抜歯窩のサイズに合うように調整。

■SSAの装着

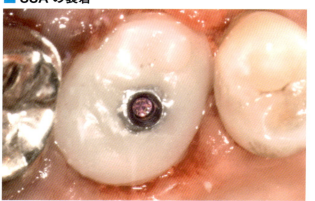

■抜歯後中隔部にインプラントを埋入

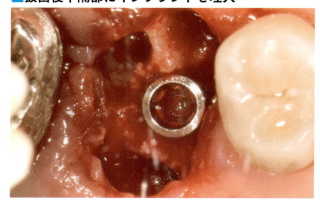

図1-2-29　中隔部にインプラントを埋入することで良好な初期固定が得られた。

■抜歯窩へ骨補填材料の填入

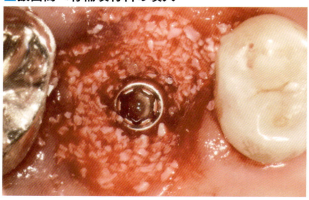

図1-2-31　骨補填材料がインプラント体内部に入らないように填入していく。

図1-2-32　カスタマイズされたシールドをインプラントに装着する。確実に封鎖されていることが確認できる。

■ Part1　GBR の基礎

■ プロビジョナルレストレーションと軟組織形態

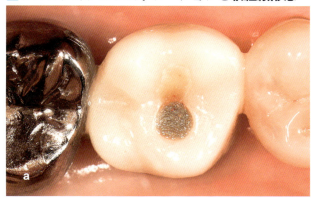 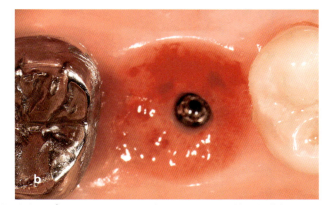

図 1-2-33　プロビジョナルレストレーション（a）と軟組織形態（b）。プロビジョナルレストレーションを外した状態では、良好なサブクリティカルカントゥアが確認できる。

■ 最終上部構造

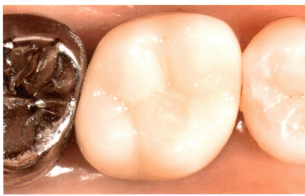

図 1-2-34　歯槽堤形態を維持できたため、理想的なインプラント上部構造の製作が可能であった。

簡単に説明すると……

 Point!　インプラント埋入の最適なタイミングは、感染の有無とインプラント周囲の組織量に依存されます。

参考文献

1. Buser D, Chen ST, Weber HP, Belser UC. Early implant placement following single-tooth extraction in the esthetic zone: biologic rationale and surgical procedures. Int J Periodontics Restorative Dent. 2008 Oct;28(5):441-51.

2. Finelle G, Popelut A, Knafo B, Martín IS. Sealing Socket Abutments (SSAs) in Molar Immediate Implants with a Digitalized CAD/CAM Protocol: Soft Tissue Contour Changes and Radiographic Outcomes After 2 Years. Int J Periodontics Restorative Dent. 2021 Mar-Apr;41(2):235-44.

27

Chapter2
GBR のバイオロジー

① GBR の難易度を考えよう

2-1-1　残存骨壁に応じて GBR の難易度が変わる

　Chapter 1 で述べたように骨再生は骨壁から起こります。そのために、骨壁の減少に比例して骨再生のポテンシャルが変化していきます。PASS の原理に従って、長期の血餅保持が GBR の鍵となるため、血餅保持が困難な 1-2 壁性骨欠損は GBR の難易度は高くなります。逆に、血餅保持が容易な 3-4 壁性骨欠損では難易度は低くなります。さらに、絶対的な骨高が不足している場合における垂直的骨造成はもっとも難易度が高い症例となるため、治療計画を立案する際は、必ず術前の骨形態を確認することが重要です（**図 2-1-1**）。

3-4 壁性骨欠損

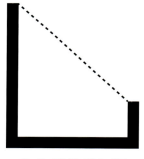
2-3 壁性骨欠損

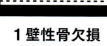
1 壁性骨欠損

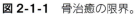

図 **2-1-1**　骨治癒の限界。

簡単に説明すると……

 Point!　原則として骨壁間に骨再生が起こるので、骨壁数が多いほど GBR の難易度は易しくなります。

2-1-2 骨形態の分類

　さまざまな骨欠損形態を分類することで、難易度を知ることができます。ここでは各欠損形態で予想されるGBRの骨造成形態を確認していきたいと思います（図2-1-2～6）。骨壁を結んだ線が基本的な骨造成形態になるので外側性又は内側性のGBRになるのかを先ずは判断しましょう。Chapter 6ではそれぞれの骨欠損形態に対する材料の選択を解説していきますが、ここでしっかり欠損形態のイメージをつけていきましょう。

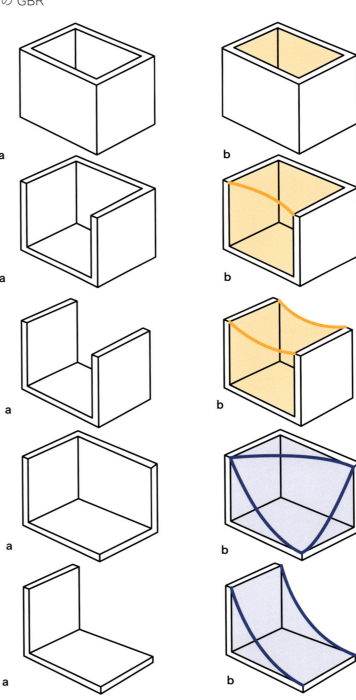

図2-1-2　4壁性骨欠損（a）、骨造成形態（b）。4壁性では欠損がすべて骨壁に囲まれているため、良好な骨造成が可能である。

図2-1-3　3壁性骨欠損（a）、骨造成形態（b）。欠損の多くが骨壁で囲まれているため、血餅保持が容易であるため、良好な骨造成が可能である。

図2-1-4　2壁性（内側性）骨欠損（a）、骨造成形態（b）。両側に骨壁が存在することで、骨壁間の空間で血餅を保持できるため、比較的容易に骨造成が可能である。

図2-1-5　2壁性（外側性）骨欠損（a）、骨造成形態が外側性となり、血餅保持が困難となるため、骨造成の難易度は向上する。

図2-1-6　1壁性骨欠損（a）、骨造成形態（b）。骨造成形態が外側性となり、血餅の保持は困難であるため、一番難易度の高い骨造成である。

2-1-3 その骨欠損に対する GBR は内側性？ 外側性？

　骨欠損が4壁、3壁、さらに内側欠損の2壁性では、造成骨が骨壁内部に形成される内側性の GBR であり、難易度は易しくなります。しかし、外側欠損の2壁と1壁性では、骨造成が骨壁外部になることより、難易度は高くなります（**図2-1-7**）。そのため、外側性の骨欠損では、骨壁のない部分への骨造成を助けるために（スペースの確保のため）、テンティングスクリュー等を植立したりします（**図2-1-8**）。

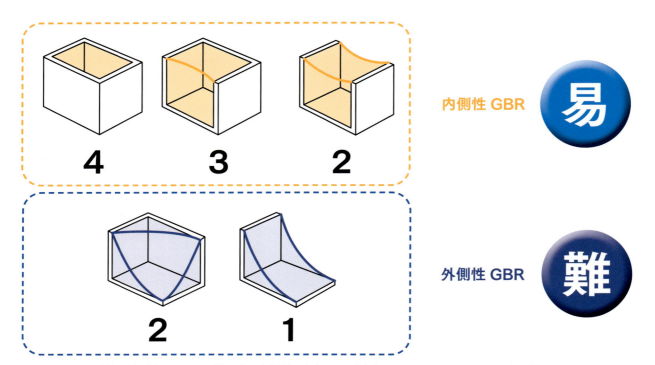

図 2-1-7　内側性と外側性の GBR の難易度。内側性の欠損は骨壁内部への GBR のため、血餅保持が容易であり GBR は易しい。一方、外側性の欠損は GBR が骨壁外部になるため、血餅保持が困難であり GBR は難しくなる。

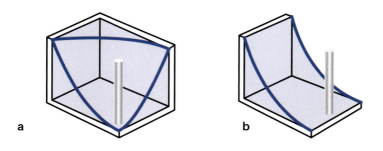

図 2-1-8　テンティングスクリューによる GBR のスペースメイキングのアシスト。メンブレンの三次元的な形態維持を補助するため、欠損した骨壁部分にスクリューを植立することがある。

簡単に説明すると……

Point!　内側性 GBR は易しく、外側性 GBR は難しいです。

2-1-4 メンブレンの必要性の有無

メンブレンの役割は、血餅や骨補填材料のスペース確保と保持です。骨造成のポテンシャルを向上する上でGBRには欠かせない材料です。

4壁性骨欠損であれば、場合によっては、メンブレンは必要ないかもしれません。しかし、骨壁が減少するにつれて血餅や骨補填材料の保持が難しくなってくるため、メンブレンの使用が必須となります。また2017年のOsteologyのコンセンサス会議で水平性骨吸収の造成においても膜の有効性が示されています（図2-1-9）。

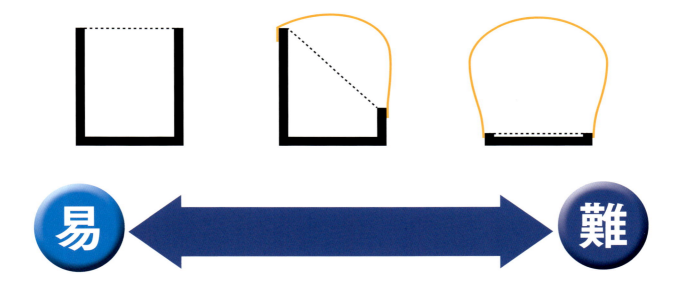

図2-1-9　メンブレンは血餅や骨補填材料のスペース確保と保持する役割がある。

簡単に説明すると……

 メンブレンは血餅や骨補填材料のスペース確保と保持する役割を担っています。

2 GBRの造成量の限界を知ろう

2-2-1 獲得したい骨造成量はどれくらい？

Urbanらは、自家骨とDBBM（無機ウシ骨ミネラル）の混合率を1：1にすることで、水平的に平均5.68 ± 1.42mm[1]、垂直的に平均5.45 ± 1.93mm[2]の造成が可能であると報告しています。

そのため、術前診査において獲得したい造成量を事前に明確にしておく必要があります。水平・垂直のような2方向のみの造成量ではなく、三次元的な骨欠損形態を考慮したGBR計画が必要になります。

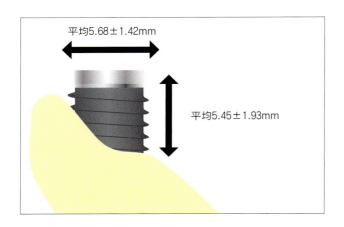

図2-2-1　インプラントを支持するのに必要な骨量不足。骨造成量は水平的に平均5.68 ± 1.42mm、垂直的に平均5.45 ± 1.93mmである。

簡単に説明すると……

GBRは水平的に平均5.68 ± 1.42mm、垂直的に5.45 ± 1.93mmの造成が可能です。この値を基準にGBRの計画を行いましょう。

参考文献

1. Urban IA, Nagursky H, Lozada JL, Nagy K. Horizontal ridge augmentation with a collagen membrane and a combination of particulated autogenous bone and anorganic bovine bone-derived mineral: a prospective case series in 25 patients. Int J Periodontics Restorative Dent. 2013 May-Jun;33(3):299-307.

2. Urban IA, Lozada JL, Jovanovic SA, Nagursky H, Nagy K. Vertical ridge augmentation with titanium-reinforced, dense-PTFE membranes and a combination of particulated autogenous bone and anorganic bovine bone-derived mineral: a prospective case series in 19 patients. Int J Oral.Maxillofac Implants. 2014 Jan-Feb;29(1):185-93.

2-2-2　隣在歯のアタッチメントレベルに注意！

　骨欠損の隣在歯にアタッチメントロスが存在する場合、隣在歯の骨面からの血液供給が得られません。さらに、付着が喪失している位置を超えての骨造成では、歯肉の辺縁封鎖（付着）が得られないため、感染を引き起こす可能性があります。そのため、アタッチメントロスが著しい時は、隣在歯を抜歯して、高い骨縁同士を繋げるイメージで、骨造成の可能性を引き上げることも的確な造成量を獲得する上で重要です（**図2-2-2～図2-2-4**）。

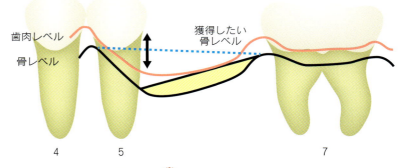

図2-2-2　骨欠損に隣在する歯のアタッチメントロス。獲得したい骨レベル（点線）がアタッチメントロスを超えている場合では、骨レベルが減少しているため、骨縁同士を結んだ線（斜線）のみの骨造成量となる。

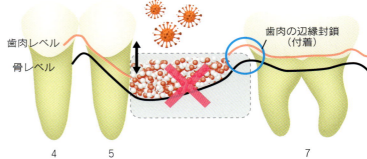

図2-2-3　アタッチメントロスを超えてのGBR
アタッチメントロスを引き起こしている歯の周囲には血液供給が得られないため、そのままGBRをしてしまうと付着が起こらず、感染を引き起こしてしまう恐れがある。

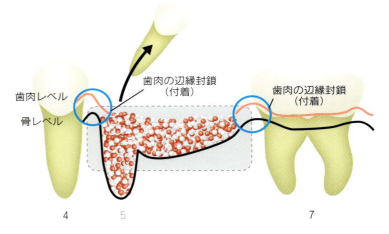

図2-2-4　便宜抜歯をして高い骨レベル同士が繋がるようにGBR。近心の骨を利用するために、便宜的に抜歯をしてGBRを行うことで、獲得したい骨レベルまで骨造成が可能である。

簡単に説明すると……

アタッチメントロスを超えての骨造成は、造成部への血液供給が得られず、歯肉の辺縁封鎖（付着）もできないため、感染を引き起こすかもしれません。

3 GBR後の造成部形態変化を知ろう

2-3-1 よくある骨造成後の形態変化

骨補填材料は細かい砂利状であるため、しっかり形態を保持するにはメンブレンにて確実な保持が必要です。

Mir-Mariら[1]は、豚骨を用いて内側性の欠損を作り、インプラント周囲に① Bio-Oss ＋ Bio-Gide ＋ 歯肉弁閉鎖、② Bio-Oss+Bio-Gide（ピン固定）＋歯肉弁閉鎖、さらに③ Bio-Oss block ＋ Bio-Gide ＋歯肉弁閉鎖の3つの手技によるGBRを行い、縫合後15分における組織変化をCBCTにて計測しました。その結果、インプラントショルダー部分にて① -42.8 ± 17.9%、② -22.9 ± 21.2% さらに、③ -20.2 ± 18.9% の体積変化がみられました。さらに何も固定している群とブロックを用いた群と比較して、大きな有意差がみられたと報告しています。縫合するだけでも組織の体積変化が引き起こされることを示唆しています（**図2-3-1〜4**）。外側性のGBRの場合は、長期的な外力（歯肉の圧力・縫合時の張力）にさらされることになるため、確実なメンブレンの固定と確実なテンションフリーでの縫合が大切です。

参考症例　骨補填材料の確実な形態保持が得られなかった1症例

■術前の口腔内写真とCBCT像

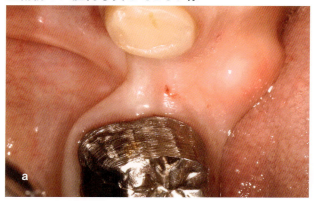
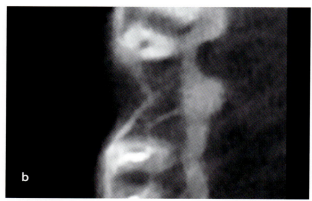

図2-3-1　術前の口腔内写真（**a**）とCBCT像（**b**）。|5に水平的な骨欠損が認められる。

■ Part1　GBRの基礎

■ 5̲の頬側部の水平的骨欠損

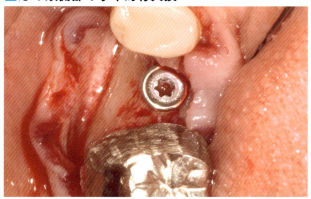

図 2-3-2　インプラント周囲における硬組織が不足していることが確認できる。

■ 術直後の水平的な GBR

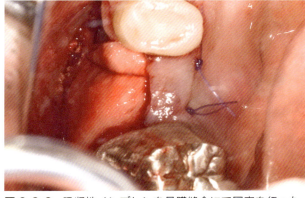

図 2-3-3　吸収性メンブレンを骨膜縫合にて固定を行った。

■ 術後 3 日の CBCT 像

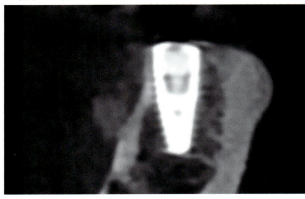

図 2-3-4　外力（縫合張力や周囲組織による圧力）により、造成部が押しつぶされ、形態変化が生じていることが確認できる。骨補填材料や、メンブレンの緊密さが不足していたことが原因であると考えられる。

簡単に説明すると……

 Point! 　メンブレンの固定をしないと骨造成部の形態が変化しやすいです。

参考文献
1．Mir-Mari J, Benic GI, Valmaseda-Castellón E, Hämmerle CHF, Jung RE. Influence of wound closure on the volume stability of particulate and non-particulate GBR materials: an in vitro cone-beam computed tomographic examination. Part II. Clin Oral Implants Res. 2017 Jun;28(6):631-9.

3　GBR後の造成部形態変化を知ろう

2-3-2　骨造成後のボリュームはどうなるの？

　Parkら[1]は、水平・垂直的な骨造成GBR後の骨ボリュームに対して4か月から1年経過を報告しており、1年で水平的には平均1.5mmの減少が起こり、割合においては4か月目で26%、1年で42%の減少がみられます。垂直的な造成では垂直と同時に水平性の造成も行われるため、両者の減少量は垂直成分で、1年で平均0.71mmの減少が起こり、4か月で6%、1年で10%の減少がみられ、水平成分では、1年で平均1.81mmの減少が起こり、4か月で17%、1年で25%の減少が確認されました（図2-3-5）。さらに、Mordenfeldら[2]は、水平的骨造成後7.5か月のボリューム変化は骨頂から3mmで-2.3±1.7から-2.7±1.6mmであり、6mmでは-1.8±1.4から-2.0±1.3mmと報告していることから、造成後は約2.0mmの骨ボリュームが経時的に減少することを見越したインプラント埋入が必要となります。

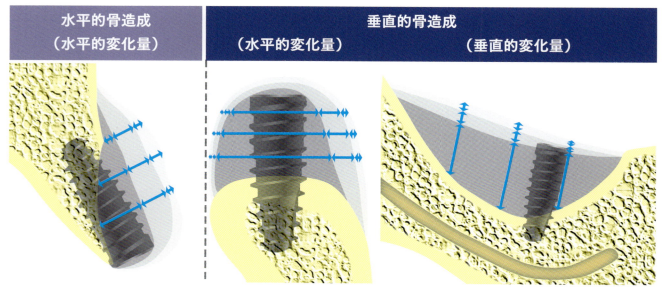

図2-3-5　水平・垂直的骨造成のボリューム変化。骨造成部のボリュームは経時的に減少する。とくに垂直に骨造成した場合は、造成部の垂直・水平的なボリュームの変化が同時に起こる（参考文献1、Parkら、2023、P4、Fig2より引用改変）。

簡単に説明すると……

 Point!　骨造成後、経時的に約2.0mmのボリュームダウンが起こります。

参考文献

1. Park JY, Chung HM, Strauss FJ, Lee JS. Dimensional changes after horizontal and vertical guided bone regeneration without membrane fixation using the retentive flap technique: A 1-year retrospective study. Clin Implant Dent Relat Res. 2023 Oct;25(5):871-80.

2. Mordenfeld A, Johansson CB, Albrektsson T, Hallman M. A randomized and controlled clinical trial of two different compositions of deproteinized bovine bone and autogenous bone used for lateral ridge augmentation. Clin Oral Implants Res. 2014 Mar;25(3):310-20.

Column

骨膜 vs メンブレン～すごいぞ！ 骨膜のポテンシャル！

　Maら（2022）[1]は、PAOO時にデコルチケーションした骨面への骨造成において、骨補填材料（Bio-Oss）を設置して骨膜で被覆した群とコラーゲンメンブレンで被覆した群での骨造成量を比較検討しました（**図2-3-6**）。それによると、CBCT像において、CEJからの垂直的な骨縁までの距離（VBL）、歯根中腹における水平的造成量（MHBT）と根尖部における水平的造成量（AHBT）をそれぞれ計測したところ、術後12か月で、骨膜で被覆した群のVBLが減少したと報告しています（**表2-3-1**）。これは垂直的な造成量の統計学的有意性が高かったことを示しています。骨膜で被覆することによって、骨膜から造成部への血液供給や骨芽細胞の遊走が得られることがポイントです。骨補填材料をしっかり骨膜で被覆し、さらに骨表面に骨膜を縫合し、"餃子"のような状態にすることで、造成部へ安定した骨膜の効果が得られた結果です（**図2-3-7**）。しかし、ただ単に骨補填材料を骨表面に設置して骨膜減張切開を行い、縫合するだけではこのような結果は得られません。

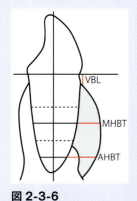

図2-3-6

表2-3-1 各計測点における造成量（参考文献1、Maら、2022、P8、Table3より引用改変）

	T0	T1	T2	Within groups (P)
VBL (mm)				
骨膜群, n = 18	6.21 ± 1.54	2.13 ± 2.45	2.52 ± 2.23	< 0.001
メンブレン群, n = 18	6.06 ± 2.91	1.36 ± 1.92	4.17 ± 2.6	< 0.001
群間差 (p)	0.963	0.279	0.027	
MHBT (mm)				
骨膜群, n = 18	0.13 ± 0.25	3.31 ± 1.58	1.95 ± 1.12	< 0.001
メンブレン群, n = 18	0.17 ± 0.43	3.14 ± 1.79	2.18 ± 1.25	< 0.001
群間差 (p)	0.696	0.650	0.462	
AHBT (mm)				
骨膜群, n = 18	1.64 ± 0.57	4.29 ± 1.80	3.16 ± 2.18	< 0.001
メンブレン群, n = 18	1.92 ± 0.97	4.05 ± 1.62	4.05 ± 1.62	< 0.001
群間差 (p)	0.864	0.650	0.501	

T0: 術前、T1: 術後1週間、T2: 術後6か月

図2-3-6 唇側部への骨造成。骨膜群とコラーゲン群における骨造成をCEJ-骨頂（VBL）、歯根中腹部での骨幅（MHBL）、さらに歯尖腹部での骨幅（AHBL）で計測（参考文献1、Maら、2022、P6、Fig 3より引用改変）。

図2-3-7 骨膜を用いた骨造成の術式。"餃子"のように骨補填材料を骨膜で包み込み、骨表面と骨膜を吸収性縫合糸で縫合固定することで、安定した骨造成が可能である（参考文献1、Maら、2022、P4、Fig 1より引用改変）。

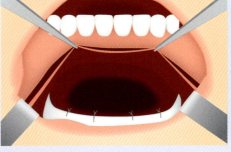

図2-3-7

参考文献
1. Ma Z, Zhu Y, Zhan Y, Zhang Y, Abdelrehem A, Wang B, Yang C. Periosteum coverage versus collagen-membrane coverage in periodontally accelerated osteogenic orthodontics: a randomized controlled clinical trial in Class II and Class III malocclusions. BMC Oral Health. 2022 Oct 8;22(1):439.

Chapter 3
患者の術前管理

1 患者のリスクファクターを理解しよう

3-1-1 事前の全身管理はとても大切

GBRの術前において、外科的リスクファクターを知ることが大切です。①糖尿病、②高血圧、③心疾患・脳血管疾患、④骨粗鬆症、⑤喫煙などが考えられます（**図3-1-1**）。

患者が来院した際にしっかりと問診を行い、患者の全身状態を把握し、GBR等で外科治療を行う場合は、事前に医科歯科連携の体制を整えておくことが大切です。

1）糖尿病

糖尿病はⅠ（遺伝性）・Ⅱ型に大別されます。とくにⅡ型は生活習慣等が関係していると言われており、歯周病と密接な関係性があります。生体組織の組織が高血糖になることで、組織・細胞が低酸素状態に陥るため、好中球の機能低下となり、結果的に治癒不全となってしまいます。糖尿病は長期間コントロールされていても多臓器障害を併発している恐

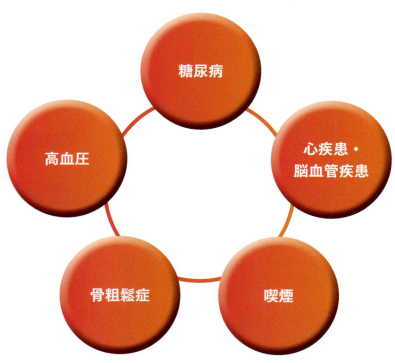

図 3-1-1　一般的なリスクファクター。

Part1　GBR の基礎

れがあるため、必ず対診を行い、管理状態を確認しておく必要があります。また、血液検査を行った際に異常値が発見された際は、連携している医科へ紹介することも大切です（空腹時血糖 140mg/dl 以下ケトン体（-）HbA1c 6.9% 以下）。

２）高血圧

血圧は高値血圧および I～III 度高血圧に分類することができ、数値によってリスク分類されています（**表 3-1-1**）[1]。一般的に高血圧は 140/90mmHg と言われていますが、本態性高血圧は GBR のような口腔外科領域の処置では大きなリスクファクターになりうるため、I 度高血圧で低 - 中リスク群であれば、通常歯科治療・疼痛管理とモニタリング管理を行うことが重要です。さらに高リスク群の場合は観血処置など口腔外科などへ紹介することが望ましいです。

３）心疾患・脳血管疾患

人工弁置換術患者・細菌性心内膜炎の既往患者では術前の予防的抗菌薬投与を行うことが求められる場合があります。また、虚血性心疾患では、心筋梗塞・狭心症が代表的であり、最終発作が起こってから 6 か月以内は外科治療が原則禁忌になるため、十分注意が必要です。その場合、抗血栓薬を服薬している場合があるため、必ず管理状況を含めて主治医に対診をすることが必要です（**表 3-1-2**）[2]。

４）骨粗鬆症

薬剤関連顎骨壊死（MRONJ）は歯科治療に対して非常に密接に関連しており、**表 3-1-3** に示した 3 つの項目[3] を満たした場合に診断されます（**図 3-1-2**）。MRONJ 発症にかかわる歯科的な局所因子では、歯周病、根尖病変、インプラント周囲炎などの顎骨に発症する感染性疾患や、口腔衛生不良や抜歯を含む侵襲的歯科治療が挙げられます（**表 3-1-4**）[3]。後発部位では、下顎が 47 ～ 73%、上顎が 4.5 ～ 5.5% と下顎に多く、全身因子としては、糖尿病、自己免疫疾患が挙げられ、生活習慣における喫煙・飲酒を含んでいます。

低用量 BP 製剤であれば、BP 製剤の長期投与による顎骨壊死のリスクが増加する報告[3] がありますが、発症率は少なく、抜歯時の休薬によるメリットは示されていません。また、低用量デスマノブ製剤では、投与中止後に骨密度の著しい低下を起こすことから、中止しないことが望ましいとされています。抜歯後の治癒過程から、最終投与後、4 か月頃に抜歯を行うことが望ましいとされています。しかし、高濃度の場合は、インプラント治療の代替治療案を立案する必要があり、整形外科医との密接な医科歯科連携が必要です。

表 3-1-1　診療室血圧に基づいた脳心血管病リスク階層化（参考文献 1、日本高血圧学会高血圧治療ガイドライン作成委員会［編］、2019 より引用改変）

リスク層 ＼ 血圧分類	高値血圧 130 ～ 139/80 ～ 89mmHg	I 度高血圧 140 ～ 159/90 ～ 99mmHg	II 度高血圧 160 ～ 179/100 ～ 109 mmHg	III 度高血圧 ≧ 180/ ≧ 110mmHg
リスク第一層 （予後影響因子がない）	低リスク	低リスク	中等リスク	高リスク
リスク第二層 （年齢［65 歳以上］、男性、脂質異常症、喫煙のいずれかがある）	中等リスク	中等リスク	高リスク	高リスク
リスク第三層 （脳心血管病既往、被弁膜症性心房細動、糖尿病、蛋白尿のある CKD のいずれか、または、リスク第二層の危険因子が 3 つ以上ある）	高リスク	高リスク	高リスク	高リスク

1 患者のリスクファクターを理解しよう

5）喫煙

喫煙は歯周病に対してもリスクファクターのひとつとされています。白血球の機能低下（免疫機能の低下）、血流速度の低下、局所の血管収縮作用（局所の血流障害）、さらに粘膜治癒の低下などが挙げられます。そのため、GBRのような組織再建に対して不利に働いてしまいます。禁煙指導はとても重要です。

表3-1-2 心不全のNew York Heart Association（NYHA）分類（参考文献2、依田哲也［監］、2020より引用改変）

クラス	定義	活動制限	歯科での対応
Ⅰ度	日常の身体活動では著しい疲労、呼吸困難、または動悸を来さない	なし	通常歯科治療可 **GBRなどは必ず対診**
Ⅱ度	日常の身体活動で疲労、呼吸困難、動悸、または狭心痛を来す	軽度	モニター・薬品の常備治療可
Ⅲ度	安静時は無症状で、日常活動より弱い身体活動で疲労、呼吸困難、動悸、または狭心痛を来す	中等度	大学病院に紹介
Ⅳ度	安静時にも症状がみられ、どのような身体活動でも不快感が増強する	重度	治療禁忌

表3-1-3 MRONJの診断（参考文献3、顎骨壊死検討委員会［編］、2023より引用改変）

❶ BPやDmab製剤による治療歴がある。

❷ 8週間以上持続して、口腔・顎・顔面領域に骨露出を認める。または口腔内、あるいは口腔外から骨を触知できる瘻孔を8週間以上認める。

❸ 原則として、顎骨への放射線照射歴がない。また顎骨病変が原発性がんや顎骨へのがん転移でない。

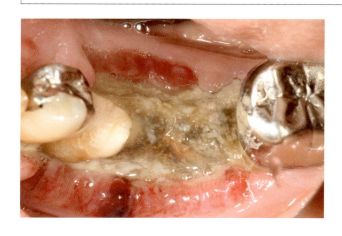

図3-1-2 BP製剤の長期投与患者に発症した顎骨壊死。

Part1　GBRの基礎

表3-1-4　MRONJ発症にかかわるリスク因子（参考文献3、顎骨壊死検討委員会［編］、2023より引用改変）

薬剤関連因子	・ビスホスホネートおよびデノスマブ（投与量；高用量＞低用量、累積投与量） ・抗スクレロスチン抗体製剤 ロモソズマブ ・抗悪性腫瘍薬：殺細胞性抗悪性腫瘍薬、血管新生阻害薬、チロシンキナーゼ阻害薬、mTOR阻害薬 ・グルココルチコイド ・免疫抑制薬：メトトレキサート、mTOR阻害薬
局所因子	・歯周病、根尖病変、顎骨骨髄炎、インプラント周囲炎などの顎骨に発症する感染性疾患 ・侵襲的歯科治療（抜歯など） ・口腔衛生状態の不良 ・不適合義歯、過大な咬合力 ・好発部位：下顎（47-73%）、上顎（20-22.5%）、上下顎（4.5-5.5%）、その他下顎隆起、口蓋隆起、顎舌骨筋線の隆起の存在
全身因子	・糖尿病 ・自己免疫疾患（全身性エリテマトーデス、関節リウマチ、シェーグレン症候群） ・人工透析中の患者 ・骨系統疾患（骨軟化症、ビタミンD欠乏、骨パジェット病） ・貧血（Hb＜10g/dL） ・生活習慣：喫煙、飲酒、肥満
遺伝的要因	・VEGF遺伝子、RBMS3遺伝子、SIRT1遺伝子のSNPs

Column

歯周炎のコントロールはGBRの成功率アップにつながる

　磨き残しによるプラークや歯石の蓄積などは、GBRの成功を妨げる要因にもなります。具体的には、縫合した歯肉縁の炎症を長引かせることで裂開を生じたり、メンブレンや骨補填材料への感染を引き起こしたりする場合があります。そのため、歯周病を寛解させ、良好な口腔清掃状態を維持することが大切です。

簡単に説明すると……

 Point! 　有病者・健常者にかかわらず全身状態の術前把握は大切です。

参考文献

1. 日本高血圧学会高血圧治療ガイドライン作成委員会（編）．高血圧治療ガイドライン2019．東京：ライフサイエンス出版，2019．chrome-extension://efaidnbmnnnibpcajpcglclefindmkaj/https://www.jpnsh.jp/data/jsh2019/JSH2019_noprint.pdf（2024年8月26日アクセス）．
2. 依田哲也（監修），佐藤毅（編著）．新編　すぐわかるカード式 歯科治療に必須の全身リスク診断と対応．カードダウンロードサービス付．東京：医歯薬出版，2020．
3. 顎骨壊死検討委員会(編)．薬剤関連顎骨壊死の病態と管理：顎骨壊死検討委員会ポジションペーパー 2023．chrome-extension://efaidnbmnnnibpcajpcglclefindmkaj/https://www.jsoms.or.jp/medical/pdf/work/guideline_202307.pdf（2024年8月26日アクセス）．

2 術前の口腔内外消毒および術者の感染対策は念入りに

3-2-1 GBR成功率アップのための術直前管理

　術直前の口腔内は多くの常在菌が存在して、口腔内清掃はとても重要です。欠損隣接歯の清掃はとくに大事で、その他の歯も同様に歯の周囲、歯間部、歯肉溝を清掃する必要があります（**図3-2-1**）。デンタルフロスを用いる場合はノンワックスタイプが望ましく、その後は、口腔内外の消毒をしていきます。口腔外は直接術者の手がふれるため、女性の場合、メイクに触れる可能性があります。患者には事前に化粧を落としてから来院するようにお願いしましょう。口腔内消毒では0.025％ベンザルコニウム塩化物液を用いて、術野粘膜、歯肉頬移行部、舌表面、頬粘膜、さらに口腔前庭の順番で手術部位から遠ざかるように消毒していきます（**図3-2-2**）。その後、洗口液（イソジンガーグル液7％やベンゼトニウム塩化物うがい液0.2％など）で1分間洗口し、手術部位へ浸潤麻酔を行います。口腔外消毒は、同じく0.025％ベンザルコニウム塩化物液にて口唇、口腔周囲、そして眼下オトガイ下まで消毒を行いましょう。

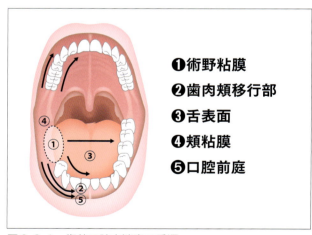

図3-2-1　術前口腔内消毒の手順。

❶術野粘膜
❷歯肉頬移行部
❸舌表面
❹頬粘膜
❺口腔前庭

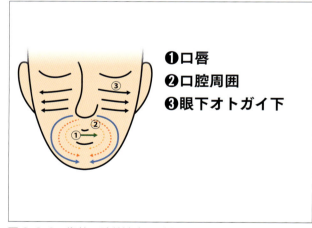

図3-2-2　術前口腔外消毒の手順。

❶口唇
❷口腔周囲
❸眼下オトガイ下

簡単に説明すると……

> **Point!** 術直前管理は、①口腔内清掃、②口腔内消毒、③洗口、④浸潤麻酔、⑤口腔外消毒の5つが大事です。

3-2-2 術者の手指消毒とガウンテクニック

GBRを行う際に大切なことは、術前の的確な手指消毒とガウンテクニックです。手術時の手指消毒方法には、ブラシを用いるスクラビング法と揉み洗い法、ブラシを用いない2Stage法とラビング法に

ラビング法の手順

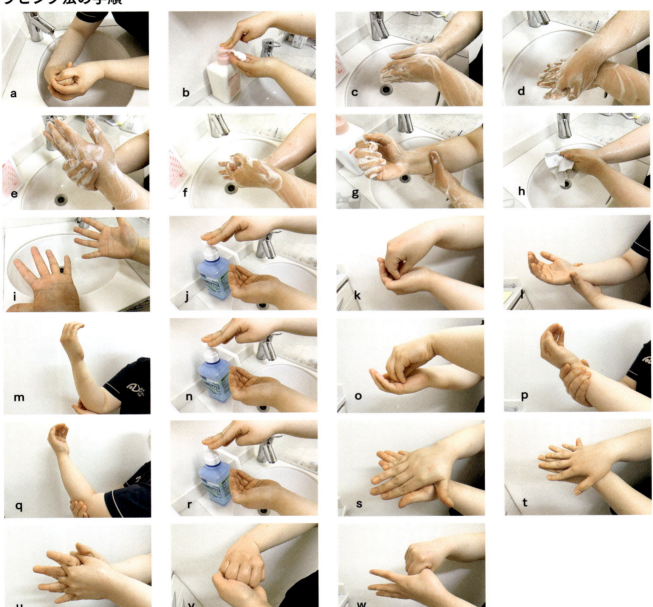

図3-2-3 ラビング法。**a**：両腕の指先から肘関節中枢側約5cmまでを流水下でぬらす。**b**：普通石鹸を手の平に受ける。**c**：指先から肘関節中枢側約5cmまでを石鹸で洗浄する。**d〜g**：1分から1分30秒にかけて、指の間、手の甲、指先、手首を洗浄する。**h**：未滅菌ペーパータオルにて手拭きをする。**i**：しっかり水気をとる。**j〜m**：アルコール手指消毒薬による消毒をする。約20秒かけて、右指先、右手首、右肘関節を消毒する。**n〜q**：アルコール手指消毒薬による消毒。約20秒かけて、左指先、左手首、左肘関節を消毒する。**r〜w**：アルコール手指消毒薬による消毒する。1分以上かけて、手の平、手の甲、指の間、指の背面、親指を消毒する。

2 術前の口腔内外消毒および術者の感染対策は念入りに

ガウン装着の手順

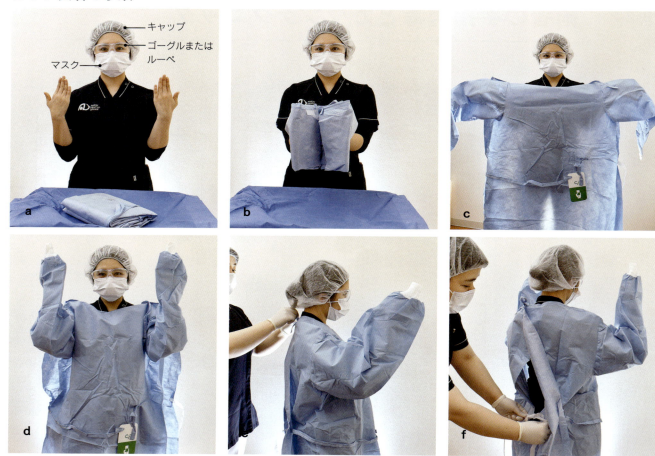

図 3-2-4 ガウンテクニック。a：手洗い・手指消毒をする。b：ガウンの内側を持つ。c：ガウンの内から袖を通す。d：通した袖は挙げておく。e：介助者に首回りの紐を縛ってもらう。f：介助者に腰回りの紐を縛ってもらう。g：グローブを装着する。h：グローブ内側のみを触れ、片手から装着する。i：グローブ外側は触れずに装着する。j：反対側は清潔域のみに触れて装着する。k、l：腰のストラップを介助者に渡す。m、n：腰のストラップ（清潔域）を持って引き取り、しっかり縛る。o：装着完了。

大別することができます。

　最近の傾向としては、ブラシを用いると皮膚に傷を形成してしまうという理由で、ブラシを用いずに消毒する施設が増えているとの報告[1]はありますが、KampfとOstermeyer[2]によると、スクラビング法とラビング法は消毒効果に有意差がないとされています。

　ここでは、一般開業医でも容易に的確な手指消毒ができるラビング法を紹介したいと思います（図 3-2-3）。ラビング法は、普通石鹸と流水にて汚れを洗い落として、未滅菌のペーパータオルにて水分を拭き取り、完全に乾燥した状態でアルコール手指消毒剤を用いて消毒する方法です。

　術者や助手は手洗い・手指消毒前に必ずマスク、ゴーグルまたはルーペ、さらにキャップを装着するようにしましょう。

　ガウンテクニックは、清潔域と不潔域を区別するためにとても大切です。手指消毒が終わった状態からガウン装着までの手順を図 3-2-4 に示します。参考にしてください。

■ *Part1* GBRの基礎

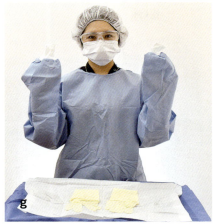
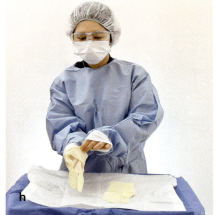
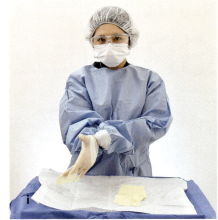
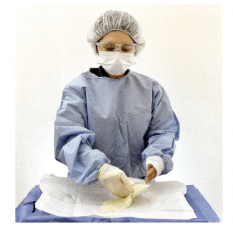
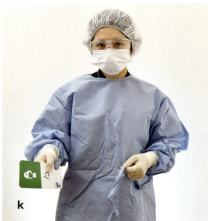
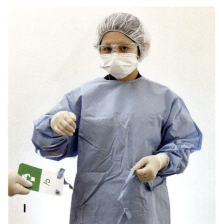
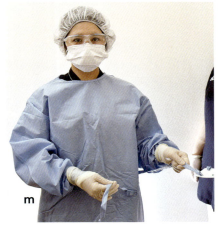
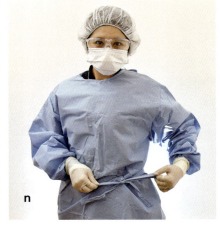
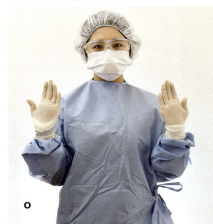

簡単に説明すると……

ラビング法は一過性菌を洗い流し消毒することが目的、ガウンテクニックは手指から体全体を清潔域にすることが目的です。

参考文献
1. 白杵尚志, 宮脇有紀. 2010年の国内における術前手術時手指消毒法の実態調査. 日手術医会誌 2011；32（4）：317-22.
2. Kampf G, Ostermeyer C. A 1-minute hand wash does not impair the efficacy of a propanol-based hand rub in two consecutive surgical hand disinfection procedures. Eur J Clin Microbiol Infect Dis. 2009 Nov;28(11):1357-62.

Chapter 4
GBRに必要な組織・解剖

1 GBRで気を付けるべき上下顎の組織・解剖

4-1-1 上顎のGBRで気を付けるべき脈管・神経

上顎のGBRで気をつけなければならない組織・解剖学的指標は以下のとおりです。

1）眼窩下動脈・神経（図4-1-1）[1]

眼窩下動脈・神経は眼下窩孔に開口しており、上顎前歯部のGBRの減張切開の際に気をつける必要があります。

2）後上歯槽動脈（図4-1-1）[1]

上顎洞底挙上術など開窓を行う際や、メンブレンを固定するピン等を設置する際は血管損傷を起こす可能性があります。損傷した際は、電機メスなどで止血すれば問題ありません。後上歯槽動脈は上顎洞粘膜もしくは骨内に走行しているため、CTでしっかりと確認しましょう。

3）下行口蓋動脈（大口蓋動脈）（図4-1-1）[1]

上顎臼歯部に重度の骨吸収が生じている場合は、動脈までの距離が相対的に近くなっているので、剥離や掻爬の際に注意が必要です（**図4-1-2**）。Tavelliら[2]によると、大口蓋孔の位置は正中口蓋縫合から15.2 ± 1.3mmの位置と切歯孔から35.8 ± 3.4mm、さらに硬口蓋から3.8 ± 1.2mmの位置の交わる所に開口しており、第三大臼歯付近であることが多いと報告しています（**図4-1-3**）。そこから走行する大口蓋神経血管束は、口蓋の水平・垂直壁の交わるところを走行するため、口蓋の高さに十分注意をしましょう（**図4-1-4**）。とくにアタッチメントロスを起こしている患者には十分注意をしましょう。

簡単に説明すると……

> GBRで気をつけなければならない脈管系は、眼窩下動脈・神経、後上歯槽動脈、さらに口蓋動脈です。損傷しないように十分気をつけましょう。

参考文献

1. Louie Al-Faraje（著）, 森本太一朗, 新井聖範, 長尾龍典（監訳）. 五十嵐一, 松成淳一, 坪井陽一（翻訳統括）, 安倍稔隆, 今井遊, 鈴木篤史, 中島航輝, 松成彩絵, 毛利国安（翻訳）. アナトミー2. もう一度確認したいインプラント臨床のための解剖. 東京：クインテッセンス出版, 2023.
2. Tavelli L, Barootchi S, Ravidà A, Oh TJ, Wang HL. What Is the Safety Zone for Palatal Soft Tissue Graft Harvesting Based on the Locations of the Greater Palatine Artery and Foramen? A Systematic Review. J Oral Maxillofac Surg. 2019 Feb;77(2):271.e1-271.e9.

■ Part1　GBRの基礎

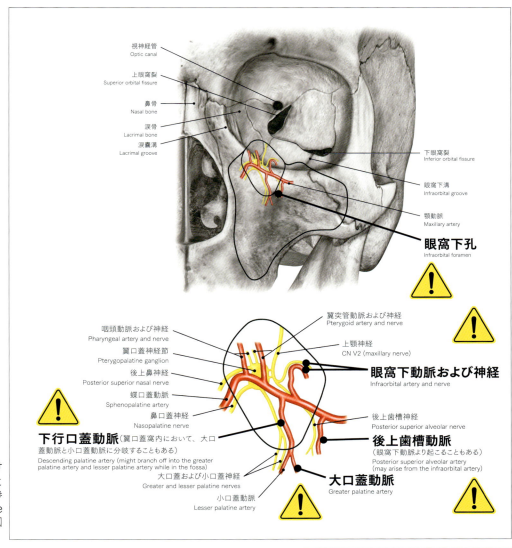

図 4-1-1　翼口蓋窩における顎動脈の分枝パターンと翼口蓋神経節との関係（参考文献1、Louie Al-Faraje［著］、2023、P21、図1-8より流用）。

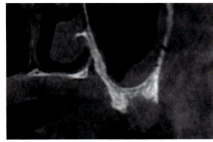

図 4-1-2　大口蓋孔の開口部と吸収した歯槽堤との位置関係。とくに上顎第二大臼歯の吸収した歯槽堤は相対的に大口蓋孔との距離が近くなるので、手術時には注意が必要。

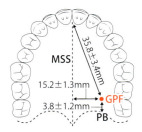

図 4-1-3　大口蓋孔（GPE）の位置。GBRでは欠損部以上の範囲まで剥離が必要なため、必ず位置関係を確認する（参考文献2、Tavelliら、2018、図2より引用改変）。

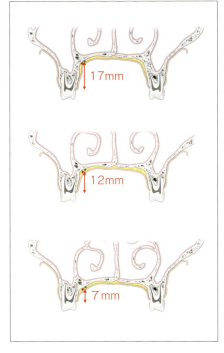

図 4-1-4　大口蓋神経血管束と口蓋の高さの関係。口蓋が高い患者はCEJから約17mm、中程度であれば約12mm、さらに低い患者であれば約7mmであると報告されている。さらにアタッチメントロスを呈している場合は、十分注意が必要（参考文献1、Louie Al-Faraje［著］、2023、P51、図3-4より流用）。

1 GBRで気を付けるべき上下顎の組織・解剖

4-1-2　下顎のGBRで気を付けるべき脈管・神経

下顎は多くの解剖学的指標が存在するとともに、歯槽骨の萎縮にともない、その指標が相対的に上方に存在することが多くなるため、GBRの際は注意が必要です。下顎のGBRで気をつけなければならない解剖学的指標は以下のとおりです。

1）オトガイ神経（図4-1-5）[1]

下顎GBRの際の減張切開では、オトガイ神経の損傷に注意が必要です。また、歯槽骨の萎縮の程度によってオトガイ孔が歯槽頂へ開口することがあるため（図4-1-6）、CT画像でしっかり確認しておくことが必要です。Balcioglu HAら[2]は人種平均で1.4〜10%の割合で副オトガイ孔が存在すると報告し、日本人において、Toh Hら[3]は6.7〜12.5%の発現率であったと報告していることから比較的高いと言えます。そのため、術前診査をしっかり行いましょう（図4-1-7）[4]。

2）舌神経（図4-1-5）[1]

舌神経は下顎枝の舌側面を走行しており、レトロモラーパッド付近に存在します。下顎遊離端の骨欠損に対するGBRでは損傷に十分注意が必要です。

3）顎舌骨筋（図4-1-8）[1]

顎舌骨筋は下顎舌側の顎舌骨筋線に付着しており、臼歯部では比較的高い位置に存在し、小臼歯部では深部に付着しています。顎舌骨筋を超えての剥離は避けましょう。なお、骨欠損の著しい時の剥離

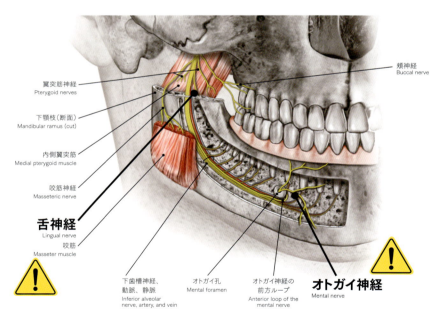

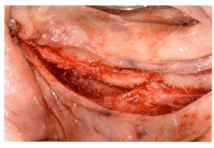
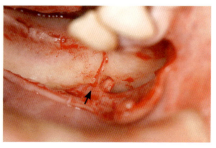

図4-1-5　下顎前歯の通常の神経支配（参考文献1、Louie Al-Faraje［著］、2023、P230、図7-1より一部流用）。

図4-1-6　歯槽骨頂部へ開口したオトガイ孔。歯槽骨の吸収によって相対的にオトガイ孔の開口部が歯槽頂寄りになるため、切開では注意が必要。

図4-1-7　副オトガイ孔の開口。日本人での副オトガイ孔の発現率は他の人種に比べて高いため、注意が必要（参考文献4、山道ら、2011、P81、症例4-1-6bより引用）。

■ Part1　GBRの基礎

は注意が必要です（図4-1-9）。

4）舌下動脈・舌深動脈（図4-1-5）[1]

舌動脈の枝である舌下動脈が舌深動脈を分枝して、オトガイ棘付近の正中舌側孔に入ります。下顎骨の舌側部が陥凹している症例などのインプラント埋入時は、十分注意をしましょう。また、顔面動脈から分枝するオトガイ下動脈は顎舌骨筋を貫通して舌下動脈と吻合することがあるため、小臼歯より前方部の剥離では、注意をしましょう。

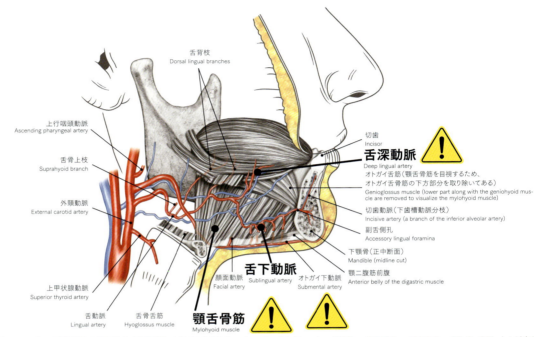

図4-1-8　舌動脈の解剖の側面観（参考文献1、Louie Al-Faraje［著］、2023、P200、図6-37より流用）。

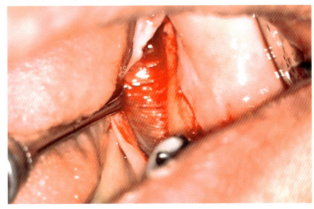

図4-1-9　顎舌骨筋の付着部。大臼歯部から前方に従って付着部位は深部へ移動する。多くの脈管系が顎舌骨筋下に走行しているため、顎舌骨筋を越えて剥離をしてはいけない。

簡単に説明すると……

Point!　多くの脈管系は舌側部に集中しているため、剥離は丁寧かつ確実に行いましょう。

参考文献
1. Louie Al-Faraje（著），森本太一朗，新井聖範，長尾龍典（監訳）．五十嵐一，松成淳一，坪井陽一（翻訳統括），安倍稔隆，今井遊，鈴木篤史，中島航輝，松成彩絵，毛利国安（翻訳）．アナトミー2．もう一度確認したいインプラント臨床のための解剖．東京：クインテッセンス出版，2023．
2. Balcioglu HA, Kocaelli H. Accessory mental foramen. N Am J Med Sci. 2009 Nov;1(6):314-5.
3. Toh H, Kodama J, Yanagisako M, Ohmori T. Anatomical study of the accessory mental foramen and the distribution of its nerve. Okajimas Folia Anat Jpn. 1992 Aug;69(2-3):85-8.
4. 山道信之，糸瀬正通．バーティカルボーンオグメンテーション．形態からみる難易度別アプローチ．東京：クインテッセンス出版，2011．

Chapter5
GBRに必要な器具

1 GBRで欠かせない器具を揃えよう

5-1-1　GBRをするためには何を揃えればいいの？

　一般的なGBRではメスホルダーや剥離子といった外科器具に加えて、カンナのように骨表面を引っ掻くことにより自家骨を採取できるボーンスクレイパーを用います。

　しかし、多くの自家骨が必要な場合は、トレフィンバー、さらに自家骨ブロックを粉砕するボーンミルといった器具が必要になることがあります。症例に応じて用意しましょう。骨補填材料のためのシャーレやダッペングラス、さらに、Tiハニカムメンブレンを用いる場合は、メンブレンディングプライヤーを用意しておくとより便利です（**図5-1-1**）。

簡単に説明すると……

 Point!　骨欠損の大きさに応じて使用器具が追加されます。

■ Part1　GBRの基礎

● 必要に応じて用意すべきアイテム

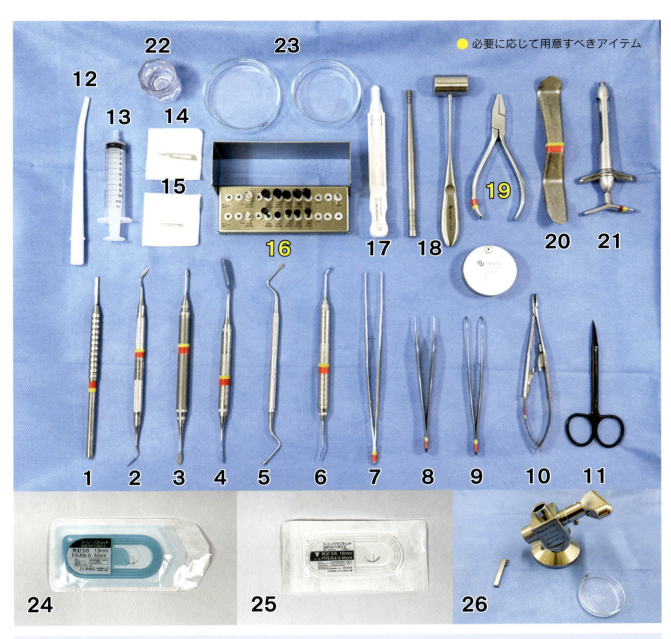

1. メスホルダー（ペンタイプがおすすめ）（インプラテックス）
2. ペリオナイフ（マイクロテック）
3. 骨膜剥離子（ブーザー）（YDM）
4. 骨膜剥離子（プリチャード）（ヒューフレディ・ジャパン）
5. 鋭匙（YDM）
6. 骨膜剥離子（ミニミー）（ヒューフレディ・ジャパン）
7. 有鉤ピンセット（ロング）（YDM）
8. 有鉤ピンセット（ショート）（ヒューフレディ・ジャパン）
9. 有鉤ピンセット（曲）（ヒューフレディ・ジャパン）
10. 持針器（カストロビージョ）（ヒューフレディ・ジャパン）
11. 剪刀（ヒューフレディ・ジャパン）
12. バキュームチップ（フィード）
13. 注水用シリンジ 10mL（テルモ）
14. メス刃（15c）（フェザー安全剃刀）
15. デコルチケーションバー（インプラテックス）
16. トレフィンバー（インプラテックス）
17. ボーンスクレイパー（フィード）
18. Pinセット（Pinキャッチャー、カセッテ、マレット）（デンタリード）
19. メンブレンベンディングプライヤー（プロシード）
20. リトラクター（ミネソタ型）（ヒューフレディ・ジャパン）
21. 注射筒（YDM）
22. ダッペングラス（山八歯科工業）
23. シャーレ（ヨシダ）
24. 縫合糸 3/8 6-0 ナイロン（ジーシー）
25. 縫合糸 3/8 4-0 PTFE（ジーシー）
26. ボーンミル（インプラテックス）

図5-1-1　筆者（安斉）が愛用している器具。

2 GBRの一連の流れを使用器具とともに整理しよう

5-2-1 GBR術式における使用器具・材料の適材適所

GBRでは切開から始まり、歯肉弁の剥離翻転、骨補填材料の欠損部への填入、メンブレンの設置、減張切開、最後に縫合を行います。本Chapterでは、手技を各STEPに区分して、そこで用いる器具を解説していきます。

※使用器具の詳細は前項参照。

STEP1　切開

水平・縦切開は主に15cのメス刃を、隣在歯の遠心部には12のメス刃を用いる。

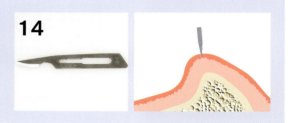

STEP2　剥離・翻転

切開した歯肉弁の角をブーザータイプの骨膜剥離子の三角部分で剥離し、全体の剥離はヘラ状の部分で剥離する。

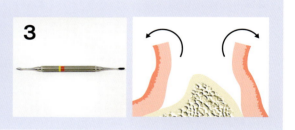

STEP3　リトラクションスーチャー

剥離した歯肉弁を持針器と縫合糸を用いて展開して、明視野を確保する。

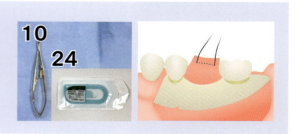

図5-2-1　GBRの一連の流れと使用器具・材料の適材適所。

■ *Part1* GBR の基礎

STEP4　自家骨採取

ボーンスクレイパー、トレフィンバーを用いて自家骨を採取する。トレフィンバーで採取した自家骨はボーンミルにて粉砕する。

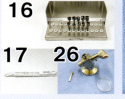 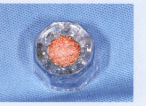

16
17　26

STEP5　デコルチケーション

デコルチケーションバーを用いて、骨に穴を空け、骨内の出血を促す。

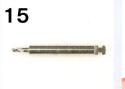 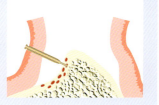

15

STEP6　骨補填材料填入

鋭匙または剥離子を用いて骨補填材料を填入する。

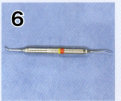 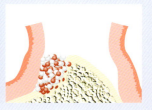

6

STEP7　メンブレン固定

ピン・スクリュー、もしくは吸収性縫合糸を用いてメンブレンを固定する。

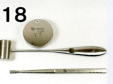 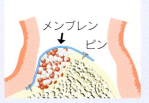

18

メンブレン
ピン

STEP8　減張切開

15cまたは剪刀・剥離子・有鈎ピンセットを用いて減張切開を行う。

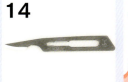 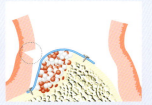

14

STEP9　縫合

PTFE・ナイロン縫合糸を用いて縫合する。針先が舌に刺さらないようにバキュームかミラーでしっかり排除する。

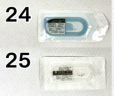 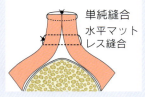

24
25

単純縫合
水平マットレス縫合

53

Chapter 6
骨補填材料とメンブレン

1 骨補填材料の役割を理解しよう

6-1-1　骨補填材料の役割とは？

　骨補填材料は骨欠損している部分への骨形成や誘導、血餅の保持、さらにボリューム確保の役割があり、GBRにおいて必要不可欠です。その性質や形態はさまざまであり、骨欠損形態などに応じて使い分ける場合があります。

生物由来
- 自家骨：患者自身の骨
- 他家骨：ヒトから提供された骨（医療用に加工してあるもの）
  - ヒト凍結乾燥骨（FDBA）
  - ヒト脱灰凍結乾燥骨（DFDBA）など
- 異種骨：ウシから採取した骨から生成された骨補填材料
  - 無機ウシ骨ミネラル（DBBM）
  - 低結晶性HA ブタ真皮由来I型アテロコラーゲン
  - リン酸オクタカルシウム・アテロコラーゲンなど

▲東洋紡

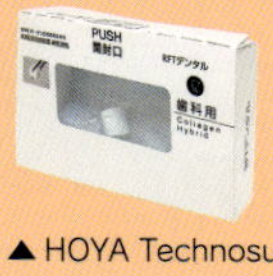

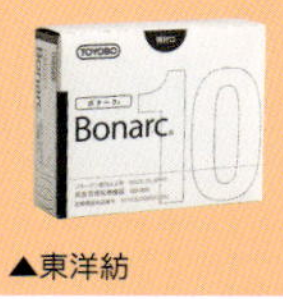

▲HOYA Technosurgical

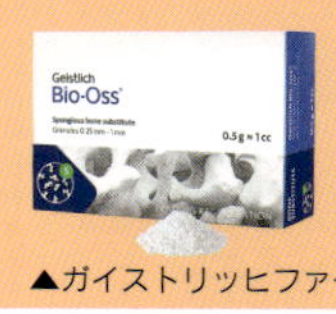

▲ガイストリッヒファーマジャパン

人工物由来
- 人工骨：人工的に生成された骨補填材料
  - 炭酸アパタイト
  - β-TCPなど

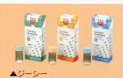
▲ジーシー

図 6-1-1　骨補填材料の分類。

簡単に説明すると……

Point!　骨補填材料は、血餅の保持やボリュームの確保の役割があります。

6-1-2　骨補填材料の性質の違い

骨補填材料は性質により「骨形成能」「骨誘導能」「骨伝導能」の3つの能力に分類できます（図6-1-2）。

1）骨形成能（osteogenesis）

骨形成能は、補填材自体に骨芽細胞を含み、直接骨を形成する能力をもち、吸収スピードが速いのが特徴です。

2）骨誘導能（osteoinduction）

骨誘導能は、未分化間葉細胞が骨形成シグナル（BMP）によって骨芽細胞に分化する能力をいいます。同種他家骨はこの能力をもっており、良好な骨造成が期待できますが、Mordiniら[1]はFDBAのみを用いたGBRにおいて、術後2か月間における体積変化がFDBAの吸収速度が速く、造成部における残存補填材料が少なくなるため、平均4.9±3.8%の減少が確認されたと報告しています。

3）骨伝導能（osteoconduction）

骨伝導能は、移植材料内に母床骨側から毛細血管が侵入して、骨芽細胞が定着し骨形成の足場となる性質です。すべての骨補填材料はこの能力を有していなければなりません。

骨形成能（osteogenesis）	骨誘導能（osteoinduction）	骨伝導能（osteoconduction）
骨芽細胞を含み、直接骨を形成する	未分化間葉細胞が骨形成シグナル（BMP）によって骨芽細胞に分化する	移植材料内に母床骨側から毛細血管が侵入し、骨芽細胞を提供する骨形成の足場として考える
自家骨	他家骨　ヒト脱灰凍結乾燥骨（DFDBA）	異種骨（DBBMなど）　人工骨（β-TCP、炭酸アパタイト）

 ←――― 吸収スピード・骨再生期間 ―――→

図6-1-2　骨補填材料の性質の違い。骨補填材料では性質によって3つに分類できる。吸収スピードもさまざまで、骨欠損状態によって使い分ける必要がある。

簡単に説明すると……

 骨補填材料は、骨形成能、骨伝導能、骨誘導能の3つの能力を考えて使い分けていきましょう。

参考文献
1. Mordini L, Hur Y, Ogata Y, Finkelman M, Cavani F, Steffensen B. Volumetric Changes Following Lateral Guided Bone Regeneration. Int J Oral Maxillofac Implants. 2020 Sep/Oct;35(5):e77-e85.

1　骨補填材料の役割を理解しよう

6-1-3　国内で販売されている主な骨補填材料の性質

　日本国内で流通している材料は異種骨や人工骨であり、骨伝導能を有する材料が主となっています。それぞれ骨補填材料の組成や形態、さらに吸収スピードが異なります。本項ではいくつかの骨補填材料の性質を紹介したいと思います。

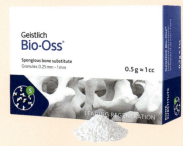

Bio-Oss
吸収・置換が遅い／されない骨補填材料（インプラント治療では未承認）

特徴
　ウシ骨から生成された骨補填材料であり、骨伝導能を有します。BMP-2と高い吸着率を示し、ヒト骨と元素分子特性が類似しており、骨本来の分子構造を維持しており、分子レベルで高い類似性があるのが特徴です。

吸収スピード
　吸収スピードが遅く、吸収期間は6か月で約10～20%です。そのため、移植片の体積の維持・安定のため、GBRに多く使用されます。

▲ガイストリッヒファーマジャパン

図 6-1-3　Bio-Oss の特徴。

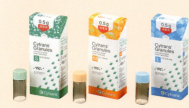

サイトランスグラニュール
吸収・置換が遅い骨補填材料（GBRおよびインプラント治療で承認）

特徴
　炭酸アパタイトで構成されており、製造過程で焼結されないため、完全に生体内で吸収される骨補填材料です。イヌ抜歯窩に本材を填入した術後14日後では、補填材周囲に新生血管が確認され、高い親和性をもっているのが特徴です。

吸収スピード
　術後約20週で補填材の残存面積率は50%であり、約2年で完全に骨へ置換されます。

▲ジーシー

図 6-1-4　サイトランスグラニュールの特徴。

■ *Part1* **GBR の基礎**

RFT
吸収・置換が速い骨補填材料（インプラント治療では未承認）

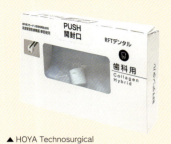

▲ HOYA Technosurgical

特徴

コラーゲン線維の周囲に HA の C 線維が線維方向に配列した構造体であり、低結晶性 HA がナノオーダーで配列されている骨組織にナノレベルまで近づけた特徴を有する材料です。コラーゲン製剤のため、本補填材料単独での外側性 GBR のスペース維持は困難です。RFT：コラーゲン約 20％、HA 約 80％（ヒト：コラーゲン約 22％、HA 約 70％）。

吸収スピード

術後 4 週では、RFT 内部への細胞の侵入・貪食・骨形成が起こり、26 週では完全に吸収置換されます。

図 6-1-5 RFT の特徴。

ボナーク
吸収・置換が速い骨補填材料（GBR およびインプラント治療で承認）

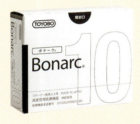

▲ 東洋紡

特徴

コラーゲン中にリン酸オクタカルシウムが散りばめられている構造をしている骨補填材料です。生理食塩水や血液にて湿潤状態で用いることで、乾燥状態よりも重量が約 8 倍になる特徴があります。コラーゲン製剤のため、本補填材単独での外側性 GBR のスペース維持は困難です。

吸収スピード

約 6 か月でほぼ吸収し、新生骨へ置換します。

図 6-1-6 ボナークの特徴。

6-1-4 自家骨採取部位と方法

　自家骨は、手術部位をはじめ、下顎枝、オトガイ部、さらに上顎結節部などさまざまな部位から採取が可能です（**図6-1-7**）。しかしながら、採取による神経損傷や出血を誘発するリスクがあるため、注意して採取する必要があります。

　採取方法はさまざまで、ボーンスクレイパー、トレフィンバー、さらに超音波外科器具などが挙げられます。加えて、インプラントバー、ラウンドバーの合計5方法で採取された骨では、骨細胞を多く含む自家骨の採取方法はトレフィンバー、ボーンスクレイパーであり（**図6-1-8**）[1]、皮質骨のみの採取にもかかわらず、組織標本では層状骨構造が維持されており、骨細胞が存在していると報告されています。そのため、筆者は大きな骨欠損ではない場合、ボーンスクレイパーを用いて骨採取しています。

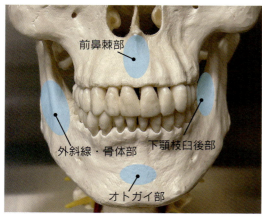
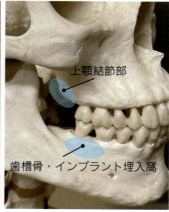

図6-1-7　自家骨の骨採取部位。

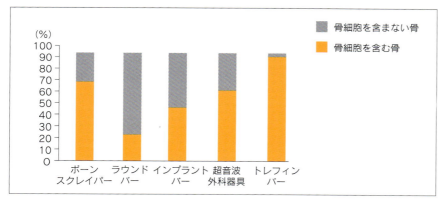

図6-1-8　自家骨の骨採取方法（参考文献1、Maridatiら、2015、P5、Fig2より引用改変）。

簡単に説明すると……

Point! 自家骨採取は患部もしくは別の部位から採取します。そのため、術前に患者への説明を十分に行いましょう。

参考文献
1. Maridati P, Dellavia C, Pellegrini G, Canciani E, Maragno A, Maiorana C. Histologic and Radiographic Comparison of Bone Scraper and Trephine Bur for Autologous Bone Harvesting in Maxillary Sinus Augmentation. Int J Oral Maxillofac Implants. 2015 Sep-Oct;30(5):1128-36.

6-1-5 国内で入手可能な骨補填材料の使い分け

　国内で使用できる骨補填材料は、自家骨と異種骨の一部ですが、ここでは内側性・外側性GBRでの使い分けを考えていきます（Chapter 1、2参照）。

　内側性のGBRでは骨壁に囲まれているため、骨再生のポテンシャルが高いです。

　一方、外側性のGBRでは骨造成に利用できる骨壁が限られているので、高い難易度の治療になります。長い期間の骨造成スペースを維持することが鍵です。骨壁数と形態に応じて材料を選択していきましょう。

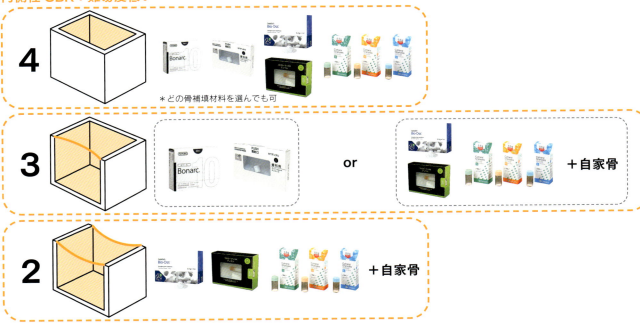

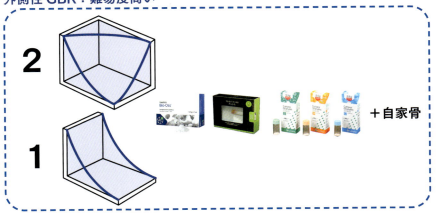

図6-1-9 骨補填材料選択のまとめ。ここでは実際に筆者（安斉）が使用している製品のみ、パッケージを掲載した。

簡単に説明すると……

Point! 狭い内側性GBRはコラーゲン性骨補填材料、広い内側性GBRと外側性のGBRでは置換吸収の遅い骨補填材料＋自家骨を選択しましょう。

2 メンブレンの役割を理解しよう

メンブレンの役割を理解しよう

6-2-1 メンブレンの役割とは？

　メンブレンは、自家骨または骨補填材料を覆うとともに、軟組織が骨造成部への侵入を防ぐ遮断膜です。メンブレンはGBRのスペースの確保・維持の役割を担っており、吸収性・非吸収性の2種類に大別されます（**表6-2-1**）。骨欠損形態によってそれぞれを使い分ける必要があり、原則としてそれらすべてを歯肉弁で覆います。

表6-2-1　メンブレンの利点・欠点

区分	生成由来	利点	欠点
吸収性	・合成ポリマー（サイトランス エラシールド）▲ジーシー ・クロスリンク（OSSIX Plus）▲US DENTAL EXPRESSのHPより ・ノンクロスリンク型天然コラーゲン（Bio-Gide）▲ガイストリッヒファーマジャパン	生体内に留置することで吸収され、一定期間骨欠損内の骨補填材料の維持安定を得ることができる。	外力（縫合力、粘膜・舌圧など）によりGBRで得られた外形を変化させてしまう。
非吸収性	・d-PTFE（Cytoplast）▲OsteogenicsのHPより ・e-PTFE（NeoGen）▲デンタリード ・Tiハニカム（モリタ）▲モリタ	チタン強化フレームによって外力からスペースを守り、骨補填材料を長期的に欠損部へ維持安定させることができる。	歯肉弁の裂開によってメンブレンが露出した場合、種類によっては大きく感染をしてしまう可能性がある。

簡単に説明すると……

 メンブレンは骨造成のスペースを形成し、一定期間、骨補填材料や血餅の維持・安定させる役割があります。

6-2-2 吸収性メンブレンと非吸収性メンブレンの違い

メンブレンは吸収性と非吸収性に分けられます。ここでは各特徴について詳しく解説します。

1）吸収性メンブレン

吸収性メンブレンは主に水平的骨欠損に用います。吸収性メンブレンには、合成ポリマーとコラーゲンメンブレンがあります。合成ポリマー（サイトランスエラシールド）は、L-ラクチド-εカプロラクトン共重合体であり、完全に人工的に生成されたメンブレンです。臨床的・組織学的に約20週で完全に吸収し、コラーゲンメンブレンと比較して水平的GBR（1:1＝自家骨：サイトランスグラニュール）の結果において有意差はないと報告されています[1]。コラーゲンメンブレンにはクロスリンクとノンクロスリンクがあり、Jiménezらの報告[2]では、クロスリンクとノンクロスリンクを用いたGBR後4～6か月の造成率は46～94.6％、44～92.6％であり、どちらも骨造成量に有意差がないと報告されています。

クロスリンクは化学的に生成されているため、膜の加水分解は遅延し、生体内では6か月以上は吸収しないため、長期的なスペース確保が可能ですが、口腔内にメンブレンが露出した場合にコラゲナーゼと抵抗するため、長期的な軟組織閉鎖不全が起こり、造成後に48.5％の骨喪失の可能性があると報告[3]されています。歯肉裂開や感染が確認されたら、なるべく早く除去するようにしましょう。

吸収性メンブレンの生態残存期間は、クロスリンク≧合成ポリマー＞ノンクロスリンクといえるでしょう。

2）非吸収性メンブレン

非吸収性メンブレンは生体内で吸収されないため、長期的に骨造成部の形態保持ができます。わが国で使われている非吸収性メンブレンは、チタン性の20μmのポーラスを有するハニカムメンブレンや、e-PTFEメンブレンです。ポーラス径が疎のPTFE層と、密の層が重ね合った2層のメンブレン構造を有するDouble-layered e-PTFEメンブレンとして商品化されており、ハニカムメンブレン同様、歯肉側から骨造成部へ栄養を得ることができます。

d-PTFEメンブレンは、日本国内では未承認材であり、PTFE層が密な構造のため、バクテリアの侵入を防ぐことができ、メンブレンの一部を露出させたオープンバリアメンブレンとして応用する術式も存在します。歯肉側から一切の栄養が得られないため、海外では、ポーラス径が空いている形状のメンブレンも存在します。e-PTFE、d-PTFEの両者ともチタン強化の有無を選択できるため、症例に応じて使い分ける必要があります。基本的に非吸収性メンブレンは吸収性メンブレンでは骨補填材料の長期的な保持・ボリューム確保が難しい場合に選択します。

簡単に説明すると……

Point! 吸収性メンブレンは主に水平的骨欠損に、非吸収性メンブレンは主に大きな水平的骨欠損や垂直的骨欠損に用います。

参考文献

1. Shido R, Ohba S, Tominaga R, Sumita Y, Asahina I. A Prospective Study of the Assessment of the Efficacy of a Biodegradable Poly(l-lactic acid/ε-caprolactone) Membrane for Guided Bone Regeneration. J Clin Med. 2023 Sep 15;12(18):5994.
2. Jiménez Garcia J, Berghezan S, Caramês JMM, Dard MM, Marques DNS. Effect of cross-linked vs non-cross-linked collagen membranes on bone: A systematic review. J Periodontal Res. 2017 Dec;52(6):955-64.
3. Park SH, Lee KW, Oh TJ, Misch CE, Shotwell J, Wang HL. Effect of absorbable membranes on sandwich bone augmentation. Clin Oral Implants Res. 2008 Jan;19(1):32-41.

2　メンブレンの役割を理解しよう

表 6-2-2　吸収性メンブレンと非吸収性メンブレンの比較

区分	生成由来	主な製品画像	症例の一例	特徴
吸収性	合成ポリマー	▲ジーシー		優れたバリア効果を示し、約6か月は吸収しないため、長期的なスペース確保が可能。
	クロスリンク（遅延吸収型）	▲ US DENTAL EXPRESS の HP より		化学的に生成されているため、膜の加水分解は遅延し、生体内では6か月以上は吸収しないため、長期的なスペース確保が可能。
	ノンクロスリンク型天然コラーゲン（早期吸収型）	▲ガイストリッヒファーマジャパン		天然コラーゲン構造を呈しており、細胞の付着や増殖を促進させる。吸収期間は約1〜2か月と速い。
非吸収性	d-PTFE	▲ Osteogenics の HP より		密な PTFE 構造であるため、抜歯後のリッジプリザベーションとしてオープンバリアメンブレンテクニックに応用可能。
	e-PTFE	▲デンタリード		軟組織側は PTFE 層が疎なため、軟組織と親和性が高い。骨面側では PTFE が密な構造体であるため、確実なバリア効果が期待できる。
	Ti ハニカム	▲モリタ		純チタン製の膜を厚さ 20μm を有し、操作性が良く、自在に形態付与できる。湾曲の強い場所でも三次元的な GBR が可能。

（合成ポリマーの症例は谷口陽一先生のご厚意により掲載）

6-2-3 メンブレンの設置方法

　メンブレンを固定させることは、骨補填材料の維持・安定、さらには獲得したい骨幅や骨高につながり、骨造成の環境をより良いものにします。

1）ピン
　ピンはマレットを用いて骨へ追打することでメンブレンを固定できます。吸収・非吸収性ピンの選択が可能です。ピンの長さや径によって維持力は変わってきます。ピンが細ければ細いほど追打した時に折れてしまうことがあります。また、設置する際は隣在歯根を傷つけないように注意することが必要です（**図6-2-1、2**）。

2）スクリュー
　スクリューはピンでメンブレンの固定が得られない時に用いることがあります（**図6-2-3**）。セルフタッピング機構なので容易に固定できますが、固定する際はメンブレンも一緒に回転しないように押さえながら行いましょう。骨が硬くて入らない場合は事前に骨壁へ座を形成する必要があります。

3）縫合
　縫合は骨膜縫合によってメンブレンを固定し、ピンやスクリューの固定が得られないような場合に用いることがあります。しっかり固定をすることで、骨補填材料の維持・安定を得られます。その際は吸収性の縫合糸が望ましいです（**図6-2-4**）[1]。Urbanら[2]は中間歯の骨欠損に対してGBRの術後1週後で縫合張力が50〜60%となり、さらに2週後では約20〜30%になると報告しています。

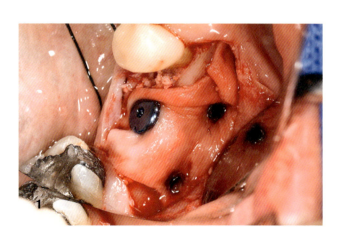
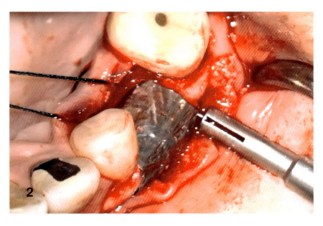
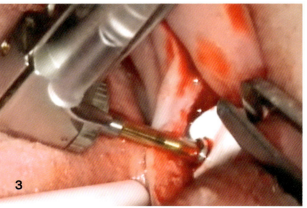

図6-2-1　吸収性ピン（GRタックピン）にてメンブレンを固定。セルフタップ機構ではないため、骨面に専用ドリルで"座"を形成してそこへピンを挿入するように固定する。
図6-2-2　ピンによる固定。ピンの設置では隣在歯根に十分注意をして設置する必要がある。ピンを追打する際は"音"をよく聞くのがポイントで、しっかり固定されると、鈍い音から乾いた音に変化する。
図6-2-3　スクリューによる固定。しっかりレストを置いてメンブレンがブレないようにスクリューを設置し、メンブレンを固定して巻き込みを防ぐことが大切である。設置時は、決して焦らず、骨に食い込み始めるまで待つ。入らない場合は、事前に骨壁へ座の形成をする。

2　メンブレンの役割を理解しよう

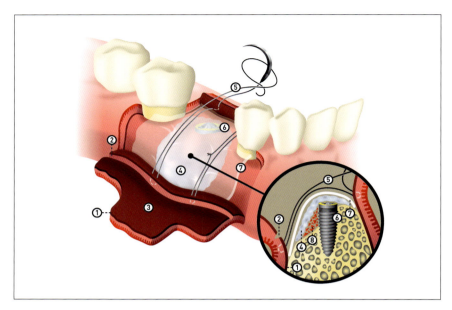

図 6-2-4　骨膜縫合による固定。吸収性縫合糸を用いて骨膜縫合をする。術後約2週間で縫合張力が3/4になるため、留意する必要がある。①骨膜、②水平切開、③粘膜骨膜弁、④無機ウシ骨ミネラル、⑤垂直マットレス縫合、⑥インプラント、⑦吸収性コラーゲンメンブレン、⑧自家骨チップ（参考文献1、岩野ら、2019、P44、図1より流用）。

簡単に説明すると……

メンブレンの固定方法は、ピン、スクリュー、さらに縫合があります。確実な固定を求めるなら、第1にピン・第2にスクリューを選択しましょう。

参考文献

1. 岩野義弘，小田師巳（監著），岡田素平太，増田英人（著）．骨補填材料＆メンブレンの歴史的変遷と最新トレンド．歯槽堤再生のための最適な材料および術式とは？．東京：クインテッセンス出版，2019．

2. Urban IA, Lozada JL, Wessing B, Suárez-López del Amo F, Wang HL. Vertical Bone Grafting and Periosteal Vertical Mattress Suture for the Fixation of Resorbable Membranes and Stabilization of Particulate Grafts in Horizontal Guided Bone Regeneration to Achieve More Predictable Results: A Technical Report. Int J Periodontics Restorative Dent. 2016 Mar-Apr;36(2):153-9.

Column

メンブレンの固定は必須

　メンブレンは固定することで、欠損部へ長期的に確実なスペースの維持が可能です。
　吸収性メンブレンを固定せずにインプラント埋入と同時に、顆粒状の骨補填材料を用いた水平性骨造成を行った場合に、縫合しただけで、インプラントショルダー部分で -42.8 ± 17.9% の形態変化が生じることが報告されています[1]（図 **6-2-5**）。

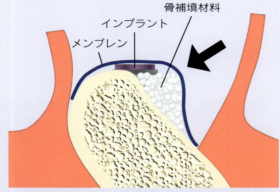 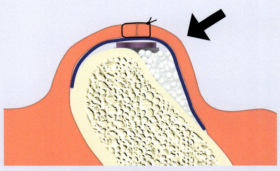

図 6-2-5 縫合張力による骨造成部の形態変化。インプラント周囲へ、顆粒状の骨補填材料を用いた GBR を行っても、メンブレンを全く固定していないと、歯肉弁の縫合張力で押し潰されてしまい、形態変化が起こってしまう。

参考文献
1. Mir-Mari J, Wui H, Jung RE, Hämmerle CH, Benic GI. Influence of blinded wound closure on the volume stability of different GBR materials: an in vitro cone-beam computed tomographic examination. Clin Oral Implants Res. 2016 Feb;27(2):258-65.

3 GBRの材料の適材適所を理解しよう

❸ GBRの材料の適材適所を理解しよう

6-3-1 骨欠損を三次元でとらえる

骨壁数と骨吸収量によって総合的にGBRの材料を選択しましょう。骨欠損を三次元的にとらえることが重要です（**図6-3-1**）。

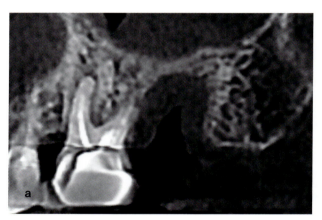
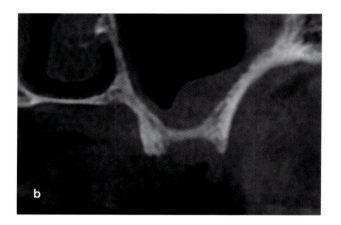
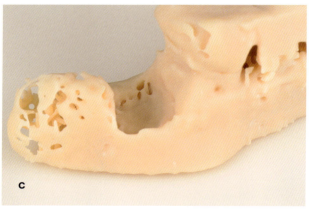

図 **6-3-1** 欠損部の三次元プリント模型との比較。欠損部を三次元的にとらえることで、GBRのイメージがつきやすい（模型製作：株式会社 S.T.F）。

簡単に説明すると……

骨欠損形態を水平と垂直に分けて考えると、材料選択が容易です。

6-3-2 骨欠損をベクトルで考える

Mischが提唱するミシガン分類[1]によると、骨欠損を水平と垂直に分けた場合、使用材料の選択基準として、垂直的な骨欠損が3mm以下であれば骨補填材単独とコラーゲンメンブレンを用いて、3mmより大きければ、骨補填材料に自家骨を混合させ、チタン強化型メンブレンを用いることが推奨されています。さらに、骨欠損が8mmを超えている場合は、成長因子を加えることを推奨しています。また、水平的な骨欠損が3mm未満であれば、骨補填材料もしくは自家骨を混合させて、コラーゲンメンブレンを用いることが推奨されています。それ以上の骨欠損がある場合は、骨補填材料に自家骨を加えて、コラーゲンメンブレンもしくはチタン強化型メンブレンをしっかり固定することを推奨しています。これらの術式を水平・垂直骨欠損量を総合的に考えてGBRの術式を決定しましょう（**図6-3-2**）。

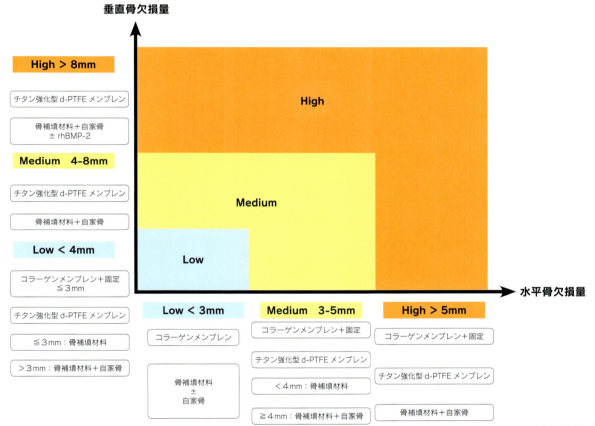

図6-3-2 水平・垂直骨欠損量に応じた材料選択（参考文献1、Misch、2023、P99-100、Fig7-1、2から引用改変）。骨欠損形態を本図に当てはめることで容易に材料を選択できる。

参考文献
1. Misch CM. Horizontal and vertical bone augmentation for dental implant therapy. Chicago: Quintessence Pub. Co, 2023.

簡単に説明すると……

水平性・垂直性3mm以下の骨欠損は、骨補填材±自家骨・コラーゲンメンブレン、3mm以上の場合は、骨補填材＋自家骨・チタン強化型メンブレン。

3　GBRの材料の適材適所を理解しよう

1）内側性のGBR

　内側性の骨欠損に対するGBRでは骨壁が多い場合、RFTなどコラーゲン性の骨補填材料を基準に考え、骨壁数の減少や骨造成範囲が多い場合、スペースメイキングの向上のために吸収置換の遅い骨補填材料の選択や、チタン強化型非吸収性メンブレンの選択を行いましょう。

4壁性のGBR（易しい）

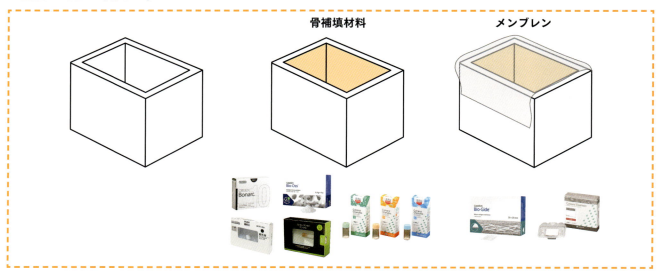

図 6-3-3　吸収置換の速い骨補填材料をコラーゲンメンブレンで被覆する。

幅の狭い3壁性のGBR（易しい）

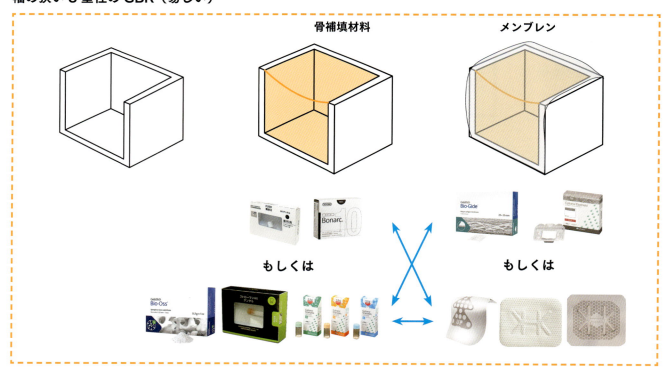

図 6-3-4　欠損範囲に依存するが、欠損範囲が狭ければ吸収置換の速い骨補填材料を用いてチタン強化型非吸収性メンブレンで被覆する。または、吸収スピードの遅い骨補填材料とコラーゲンメンブレン、またはチタン強化型非吸収性メンブレンで被覆する術式を選択することが望ましい。この際、コラーゲン製剤とコラーゲンメンブレンでは、獲得したい骨ボリュームが得られない場合があるので、注意が必要である。

Part1 GBRの基礎

幅の広い3壁性のGBR（難しい）

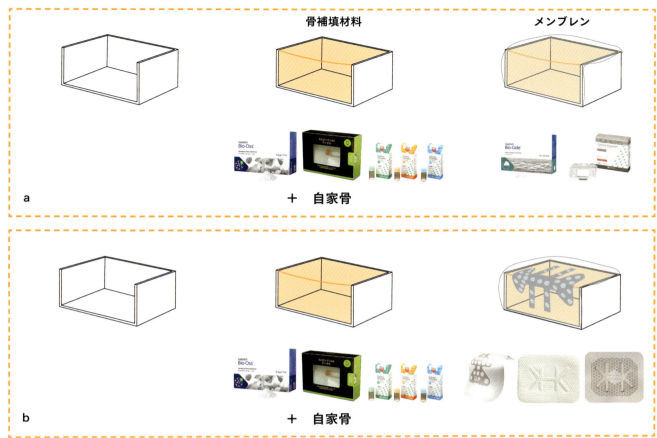

図6-3-5 幅の広い欠損の場合、スペースメイキングと血餅保持が最大のポイントである。主に**a**のソーセージテクニックのような吸収置換の遅い骨補填材料と自家骨を混合し、コラーゲンメンブレンにて被覆する術式を選択することが望ましい。もし骨壁の一部分が欠落している場合、欠損歯槽部形態が湾曲している場合や、さらにインプラントショルダー周囲に的確なボリュームがほしい場合は、チタン強化型非吸収性メンブレンを用いることが望ましい。

内側性の2壁性骨欠損（中程度）

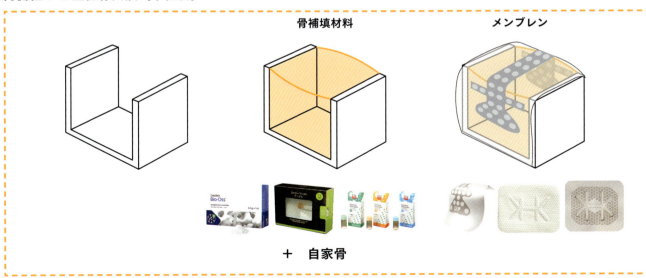

図6-3-6 骨壁間に吸収置換の遅い骨補填材料と自家骨を混合して、チタン強化型非吸収性メンブレンにて被覆してGBRを行うことが望ましい。

3 GBRの材料の適材適所を理解しよう

2）外側性のGBR

外側性の骨欠損では、欠損部に骨補填材を獲得したいボリュームに設置できるかと、確実なスペースメイキングを実現するために、吸収置換が遅いチタン強化非吸収性メンブレンを選択することが望ましいといえます。

外側性の2壁性の骨欠損（難しい）

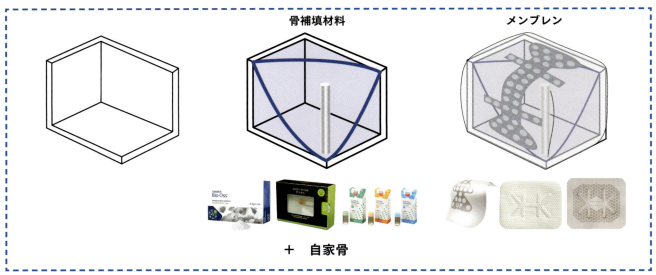

図6-3-7 骨壁が不足しているため、長期的に確実な血餅保持が必要になる。吸収置換の遅い骨補填材料と自家骨を混合して、チタン強化型非吸収性メンブレンを用いることが望ましい。必要であれば、テンティングスクリューを用いると容易にスペースメイキングが可能である。

外側性の1壁性のGBR（もっとも難しい）

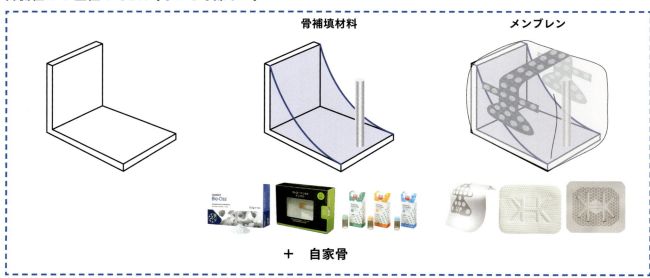

図6-3-8 もっとも難しいGBRである。ほとんどの骨壁が不足しているため、長期的に確実な血餅保持が必要になる。吸収置換の遅い骨補填材料と自家骨を混合して、チタン強化型非吸収性メンブレンを用いることが望ましい。必要であれば、テンティングスクリューを用いると容易にスペースメイキングが可能である。免荷期間での確実なメンブレンの設置が必要である。

■ **Part1 GBRの基礎**

表 6-3-1　骨欠損形態からみた適材適所

骨欠損形態	4壁性骨欠損	2-3壁性骨欠損	1壁性骨欠損
形態	骨壁に囲まれている	部分的に骨壁に囲まれている	骨壁に囲まれていない
症例の一例			
特徴	骨壁が多いと血餅の保持が容易であり、骨再生におけるポテンシャルが向上するため、早期に骨治癒が起こる。そのため、容易に骨造成が可能。骨補填材料は治癒の阻害を起こさず、新生骨と置換率の高い骨補填材料を選ぶことが望ましい。	部分的に血餅が保持されるため、高い骨壁で骨欠損が囲われている場合は、置換率の高い骨補填材料でも容易に骨造成が達成される可能性がある。しかし、骨壁が著しく欠落している場合は、ある程度吸収が遅く、長期にわたりボリュームが維持できる骨補填材料を用いることが望ましい。さらに、骨形成能を有する自家骨を混合させることで良好な骨造成量が期待できる。	血餅の保持が難しいため、長期に骨欠損部に残存できる置換率の遅い骨補填材料が望ましい。また、骨面からの骨細胞が得られにくいため、骨形性能を有する自家骨を混合することが良好な骨造成が可能。しかし、このような骨欠損へのGBRでは骨補填材料の量が多くなり、もっとも難しい。
材料例	RFT（低結晶性HAブタ真皮由来Ｉ型アテロコラーゲン）・ボナークなど＋コラーゲンメンブレン	RFT、DBBM、炭酸アパタイトなど±自家骨＋コラーゲンメンブレン、チタン強化型非吸収性メンブレン	DBBM、炭酸アパタイトなど＋自家骨＋チタン強化型非吸収性メンブレン
固定方法	縫合	縫合・ピン	ピン
吸収性／非吸収	吸収性メンブレン（非吸収性メンブレン）	吸収性メンブレン（チタン強化型非吸収性メンブレン）	チタン強化型非吸収性メンブレン

Column

骨補填材料のオーダー基準は？

インプラントは抜歯した歯の補綴に使われるため、抜歯した歯根の体積を基準にしましょう[1]（**表6-3-2**）。水1g=1cc=1mLを基準に算出しています。骨補填材料の比重はそれぞれ違うため、使用材料の特性を把握しましょう。たとえば、Bio-Ossであれば、Sサイズの1gは約2mLであり、Lサイズの1gは約3mLです。そのため、Sサイズの0.25mgであれば、単独歯のほとんどの歯に対応ができます。もちろん、それ以上の欠損量がある場合は、相当する量の骨補填材料が必要になります。術前に模型やIOSでのデータで確認しましょう。

表6-3-2 歯根の体積の平均値（mL）（参考文献1、Thousandら、2017より引用改変）

アーチ	中切歯	側切歯	犬歯	第一小臼歯	第二小臼歯	第一大臼歯	第二大臼歯
上顎	0.25(0.04)	0.17(0.03)	0.36(0.08)	0.29(0.05)	0.29(0.02)	0.59(0.07)	0.49(0.07)
下顎	0.11(0.02)	0.17(0.03)	0.32(0.06)	0.24(0.03)	0.26(0.04)	0.53(0.08)	0.47(0.06)

参考文献

1.Thousand J, Datar J, Font K, Powell CA. A root volume study of the adult dentition for ridge preservation purposes. Gen Dent. 2017 Sep-Oct;65(5):21-3.

Part2

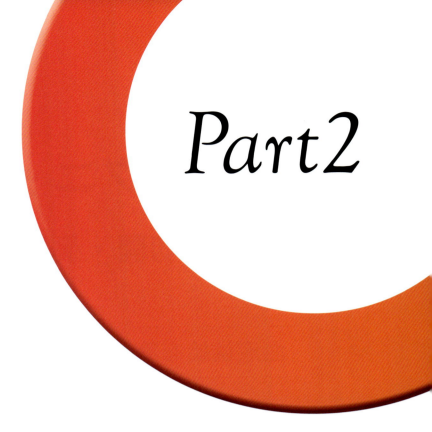

GBRの臨床

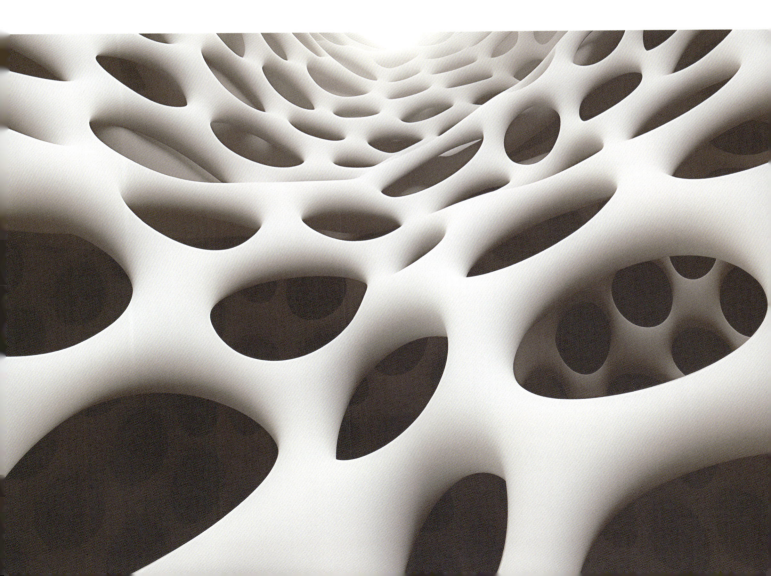

Chapter 7
GBRのテクニック

① GBRの切開・剥離の勘所を理解しよう

7-1-1 血液供給を第一に考える

　GBRの歯肉弁形成をする際に大切なことは、血液供給です。口腔内において、上顎では口蓋、下顎では舌側の血管が唇・頬側の血管よりも太く、血液供給が豊富です。そのため、垂直骨膜減張切開（以下、縦切開）を行う際は、基底部を広く設定することが大切です。さらに、欠損に隣在する歯の歯間乳頭部は血液供給が乏しいため、乳頭部への切開を行う場合は注意が必要です。

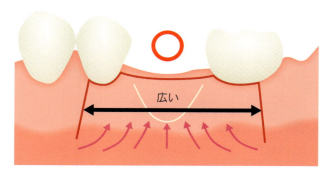

図7-1-1 台形弁形成。基底部を広くすることによって歯肉弁への血液供給を多くできる。

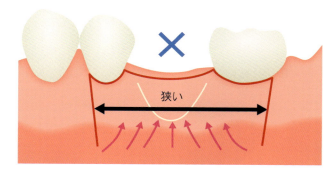

図7-1-2 逆台形弁形成。基底部が狭いと血液供給が乏しくなるとともに、GBRのハンドリングが難しくなる。

簡単に説明すると……

Point! 歯肉弁形成をする際は基底部が短くならないように設定することが重要です。造成量が大きければ大きいほどその幅を広くする必要があります。

■ Part2　GBRの臨床

7-1-2　縫合を適切な部位で行うための切開線を考える

　GBRの切開線は、縫合時に切開位置が舌側に移動することがあるため、できるだけ頬側に位置付けましょう。

1）水平切開

　水平切開は、一次創傷閉鎖を獲得するために歯肉弁の減張後は、骨造成した分だけ体積が増しているため、切開を加えた位置とは異なる位置で縫合することになります。歯槽頂に切開を加えた場合は、縫合部が必然的に舌側になります。そのため、GBRの縫合では、できるだけ唇・頬側の角化歯肉内に設定することが望ましいです（図7-1-3）。

2）縦切開

　縦切開は、MGJを超える位置に設定することが大切です。骨欠損が大きい場合は欠損から隣接する2歯離した位置に縦切開を加えることで、確実な視野の確保と創傷閉鎖が得られます（図7-1-4）。下顎に縦切開を加える場合は、術前にオトガイ孔の位置を確認しておくことが大切です。万が一、オトガイ神経を損傷してしまう可能性がある場合はそこを避けて切開をする必要があります（図7-1-5）。

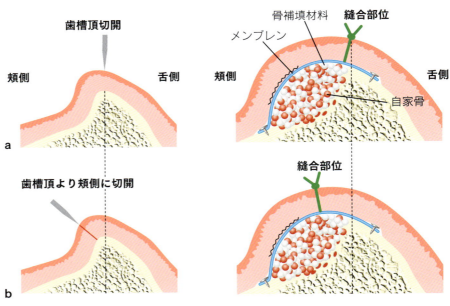

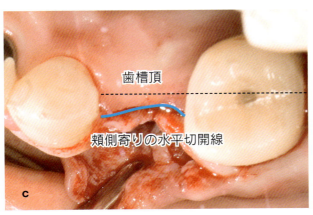

図7-1-3　切開線の位置変化。a：歯槽頂へ切開を加えることによって唇・頬側の減張切開・GBRの造成後の歯肉縁は舌側へ移動する。b：歯槽頂より唇・頬側に移動させることによって造成後の縫合部位を相対的に歯槽頂付近に位置づけることができる。c、d：水平切開線と縫合部位が歯槽頂部に移動しているのが確認できる。

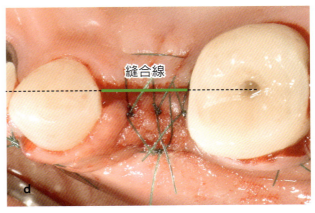

75

1 GBRの切開・剥離の勘所を理解しよう

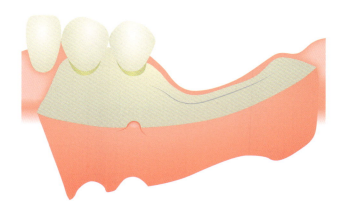

図 7-1-4　大きな骨欠損への縦切開線は2歯離した位置に設定する。2歯離すことによって明視野で一次創傷閉鎖が得られやすい。

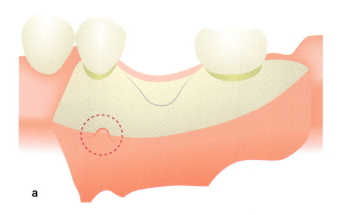

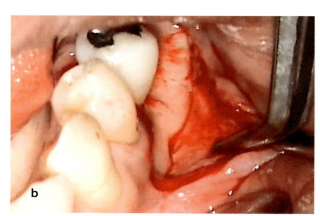

図 7-1-5　オトガイ孔の位置の確認。**a**：縦切開はオトガイ孔を避けて設定することが重要。**b**：実際のオトガイ神経は骨膜に覆われて神経自体が露出していることはない。

簡単に説明すると……

 水平切開はできるだけ頬側に、縦切開はオトガイ孔に気を付けましょう。

7-1-3 剥離はどこまですればいいの？

　GBRの歯肉弁形成における剥離では、基本的に欠損部を超える範囲まで剥離する必要があります。剥離する際、オトガイ神経など、脈管系を損傷させないように注意しましょう。オトガイ神経は、オトガイ孔から出てくる時に骨膜で覆われているため、剥離時に知覚異常を起こすことは稀ですが、十分注意しなければなりません。オトガイ神経損傷の危険がともなうので、オトガイ孔の下縁まで剥離する必要はありません。下顎の減張切開する際はオトガイ孔から5mm離す必要があり、さらにメンブレンは3mm以上離して設置しなければなりません（**図7-1-6**）。

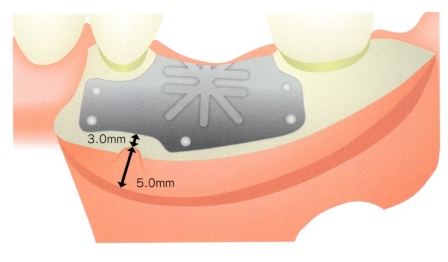

図7-1-6 メンブレン設置とオトガイ孔の関係。オトガイ孔をしっかり明示するまで剥離を行う。

簡単に説明すると……

Point! 下顎臼歯ではオトガイ孔をしっかり明示できるところまで剥離しましょう。

2 GBRの術式の種類を理解しよう

7-2-1 同時法と段階法の違い

　インプラントの初期固定が得られる骨量がある場合は、GBR同時のインプラント埋入を選択する「同時法」という手法を実施します。その一方、初期固定が得られず、インプラント周囲に十分な骨量が存在しない場合は、GBRによって骨造成を行い、十分な造成骨を獲得した後にインプラントを埋入する「段階法」を選択します。インプラント埋入手術で大切なことは、インプラントの初期固定がしっかり得られるかどうかです。同時法の多くは、複雑な骨欠損形態であるため、インプラント埋入にはサージカルガイドを用いることが望ましいです（**図7-2-1**）。段階法では、GBRの治癒期間が必要なため、インプラントの治療期間が同時法に比べて長期化します（**図7-2-2**）。

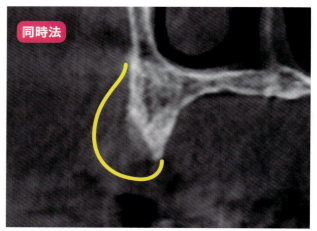

図7-2-1 同時法が選択できる症例。初期固定は得られるだけの骨は存在するが、インプラント周囲相当部の骨が不足している。

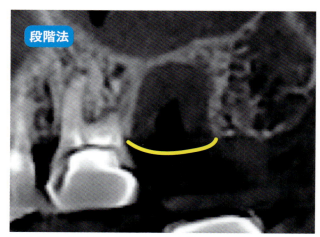

図7-2-2 段階法を選択すべき症例。インプラントの初期固定が得られるほどの既存骨が存在していない。

簡単に説明すると……

Point! 同時法はインプラント周囲相当部の骨が不足している時に、段階法はインプラント初期固定が得られるほどの既存骨がない時に選択します。

■ Part2　GBRの臨床

7-2-2　主な術式の選択

1）歯槽堤保存術

　抜歯直後の歯槽堤ボリュームを維持する目的で、抜歯直後に抜歯窩へ骨補填材料を填入してメンブレンで封鎖する方法です。Avila-Ortizら[1]は、歯槽堤保存術において異種骨または同種骨をコラーゲンメンブレンにて被覆する方法と吸収置換性が高い補填材を用いる方法が水平的なボリューム維持にもっとも優位性が高いと報告しています。歯周組織フェノタイプが薄い患者の場合、歯槽堤保存術を行っても追加のGBRが必要なケースがあります。

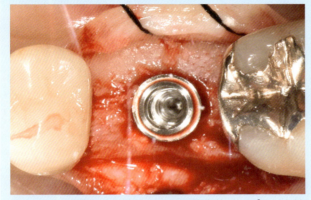

図 7-2-3A　│6の歯根破折のため、抜歯後インプラント治療を行うことになった。抜歯窩には裂開状の骨吸収が確認され、水平的に3mm未満の骨吸収が確認された。インプラントの初期固定が得られないと判断したため、歯槽堤保存術を行い、骨量の回復したのちに、インプラント埋入を行った。➡症例の詳細は次項参照。

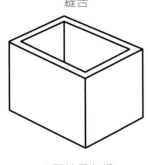

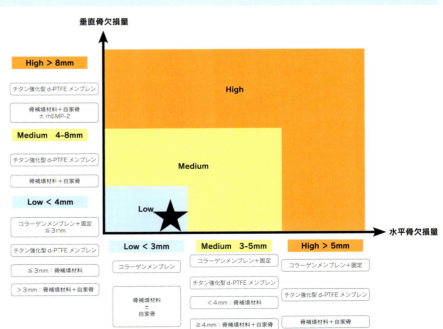

図 7-2-3B　本症例は内側性のGBRであり、水平的に3mm未満の骨欠損が存在することから、吸収・置換率の高い骨補填材料を用いて行うことが望ましい。

2　GBRの術式の種類を理解しよう

■術前の口腔内写真とエックス線写真

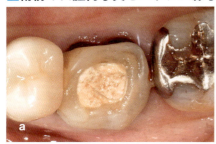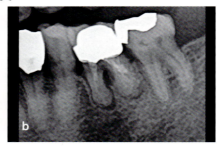

図7-2-3C　術前の口腔内写真（**a**）とエックス線写真（**b**）。エックス線写真では中隔部の骨透過像が確認され、根管内部では歯根破折と重度のう蝕が確認された。

■抜歯窩の口腔内写真　■骨補填材料の填入　■メンブレンの設置

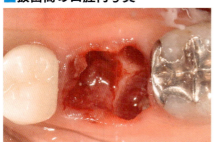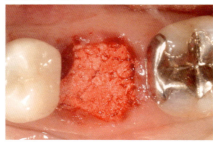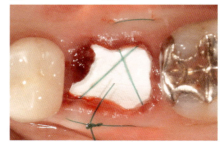

図7-2-3D　抜歯窩には多くの肉芽組織が存在し、頬側に一部吸収が確認された。

図7-2-3E　十分に肉芽組織を掻爬したのち、抜歯窩にRFT（HOYA Technosurgical）を填入した。

図7-2-3F　ていねいに抜歯窩周囲の歯肉を全層弁で剥離して、e-PTFEメンブレンのNeoGen（デンタリード）を歯肉内部に設置する。メンブレンと骨補填材を安定させるため、クロスマットレス縫合をした。

■術後3週間後の口腔内写真　■術後4か月後の口腔内写真とCBCT像

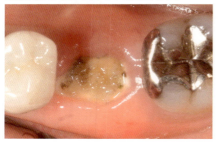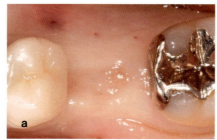

図7-2-3G　メンブレン露出部にはプラークの蓄積がみられるが、周囲歯肉には炎症や感染は認められない。

図7-2-3H　術後4か月の口腔内写真（**a**）とCBCT像（**b**）。唇側の歯槽堤のボリューム維持と骨が再生しているのが確認できる（黄色の囲み部分）。

■歯肉剥離翻転後の口腔内写真　■インプラント埋入直後の口腔内写真

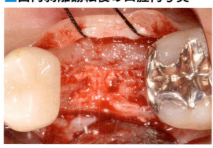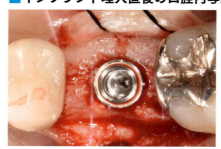

図7-2-3I｜図7-2-3J

図7-2-3I　抜歯窩中心部には一部骨補填材料がみられるが、「6の歯槽堤のボリュームは回復しており、良好な骨形態が確認できる。

図7-2-3J　インプラントの良好な初期固定が得られた。

簡単に説明すると……

　歯槽堤保存術は、抜歯後歯槽堤に歯槽堤のボリュームを維持する目的で行う術式です。

Part2 GBRの臨床

> **参考症例** 歯槽堤保存術（RFT＋テルプラグ）症例

患者は、6歯根破折のため、抜歯後、インプラント治療を計画しました（図7-2-4A）。抜歯後は、歯槽堤保存術を行い、骨治癒後にインプラント埋入を行いました。抜歯後歯槽骨の破壊が起こっておらず、4壁性の抜歯窩であったため、十分な搔爬を行った後に吸収・置換の早い骨補塡材料であるRFTを塡入しました（図7-2-4B）。抜歯窩上部にテルプラグを設置して、クロスマットレス縫合にて固定しました（図7-2-4C）。術後4か月の口腔内写真では、良好に歯槽堤が保存されており、十分な角化歯肉が存在していることが確認できました（図7-2-4D）。歯肉弁の剥離・翻転後に抜歯窩の良好な骨再生が確認できました（図7-2-4E）。インプラント埋入では良好な初期固定が確認できました（図7-2-4F）。

図7-2-4A｜図7-2-4B

■抜歯直後の抜歯窩　■抜歯窩にRFTを塡入

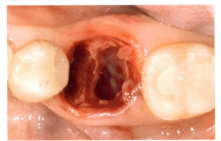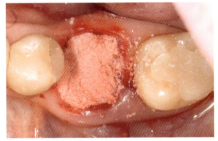

図7-2-4A　インプラントの良好な初期固定が得られない。
図7-2-4B　抜歯窩を十分搔爬したのちにRFTの塡入。

■抜歯窩をテルプラグにて被覆

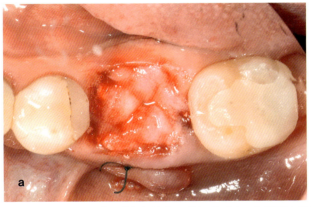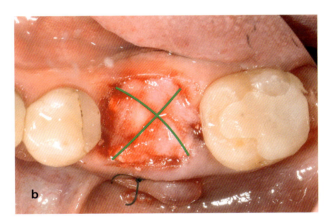

図7-2-4C　テルプラグをトリミングして（a）、抜歯窩上部にテルプラグをクロスマットレス縫合（緑線）にて固定（b）。

■術後4か月の口腔内写真　■歯肉弁の剥離翻転した口腔内写真　■インプラント埋入

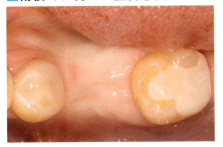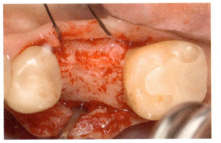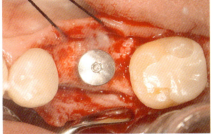

図7-2-4D　術後4か月の口腔内写真では、良好な歯槽堤幅が維持されていることが確認できた。
図7-2-4E　安定した骨再生が確認できる。
図7-2-4F　インプラント埋入では、良好な初期固定が得られた。

2　GBRの術式の種類を理解しよう

2）水平性GBRの術式① 同時法
水平的に約4mmの骨欠損

インプラントの初期固定が得られない場合はGBRを先行して段階法でのアプローチを考えましょう。水平性骨欠損が存在する場合はコラーゲンメンブレンもしくはチタン強化型非吸収性メンブレンを用いることが望ましく、さらに自家骨と骨補填材料を混合して用いることが推奨されます。メンブレンはチタンピンやスクリューを用いてしっかり固定しましょう。外力のかかりやすい部位（前歯部など）はチタン強非吸収性メンブレンを用いた方がベターです。十分な骨補填材料を用いることと、膜をしっかり固定することがポイントです。

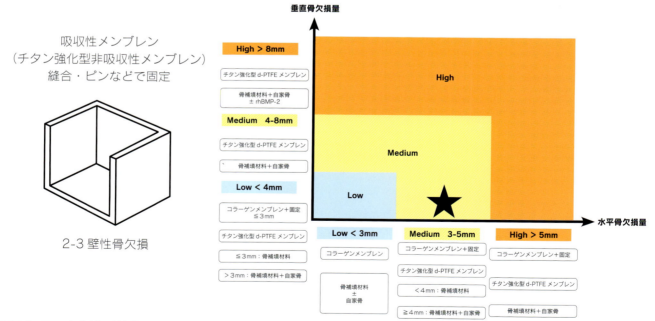

図7-2-5A　76の欠損部に対するインプラント治療において、初期固定が得られるだけの既存骨が残存しているものの、歯槽堤の萎縮によって水平的な骨幅が減少していたため、インプラント埋入同時GBRを行うこととした。➡症例の詳細は次項参照。

図7-2-5B　本症例は外側性のGBRであり、水平的に約4mmの骨欠損が存在することから、チタン強化された非吸収性メンブレンと自家骨を混合した骨補填材料を用いて行うことが望ましい。

82

■Part2　GBRの臨床

■術前の口腔内写真とCBCT像

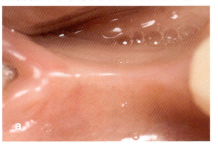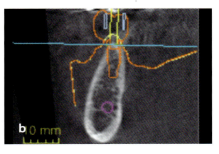

図7-2-5C　術前の口腔内写真（a）とCBCT像（b）。角化歯肉の減少と歯槽堤の水平的な減少が確認できる。

図7-2-5D｜図7-2-5E

■歯肉弁剥離翻転後の口腔内写真　■サージカルガイドによるインプラント埋入

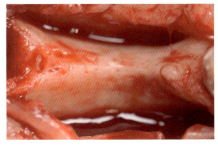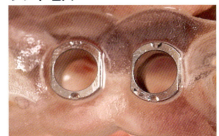

図7-2-5D　水平的な歯槽骨の減少が確認できる。
図7-2-5E　サージカルガイドは、減少した歯槽堤への適切な埋入が可能である。

■インプラント埋入とデコルチケーションとコラーゲンメンブレンの設置

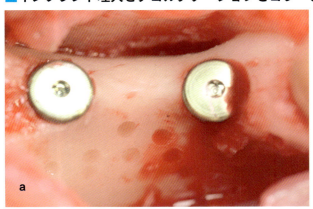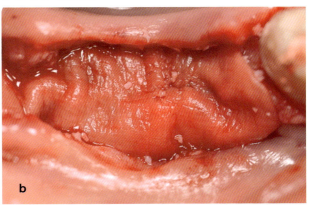

図7-2-5F　インプラント埋入とデコルチケーション（a）、コラーゲンメンブレンの設置（b）。6̲ではインプラント粗面の一部が歯槽骨から露出している。歯槽堤の水平的な造成をするためにBio-Ossと自家骨を混合させ、コラーゲンメンブレンで被覆する「ソーセージテクニック」を行った。

■縫合後の口腔内写真　■術後3か月の口腔内写真

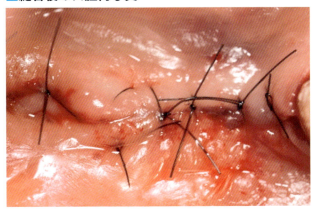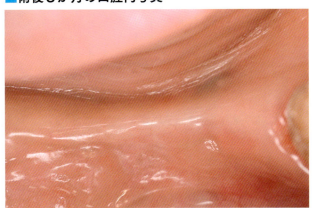

図7-2-5G　頬側歯肉弁の骨膜減張切開をし、テンションフリーで確実な一次創傷閉鎖を行った。

図7-2-5H　良好な治癒経過であり、歯槽堤が増大していることが確認できる。

83

2 GBRの術式の種類を理解しよう

■頬側部へ部分層弁の形成と遊離歯肉の移植

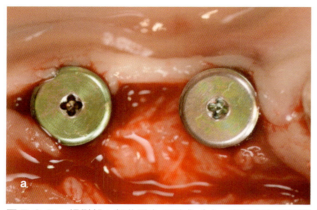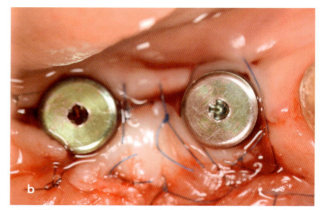

図 7-2-5I　頬側部へ部分層弁の形成（a）、遊離歯肉の移植（b）。二次手術では口蓋からの遊離歯肉を移植して、角化歯肉の増大を図った。

■プロビジョナルレストレーション装着時の口腔内写真と外した時の口腔内写真

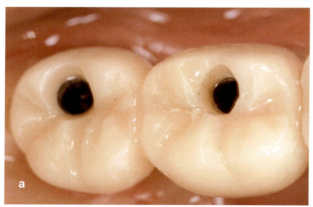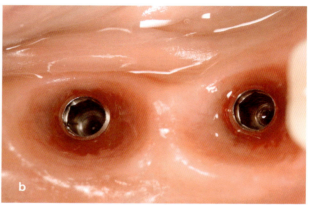

図 7-2-5J　プロビジョナルレストレーション装着時の口腔内写真（a）、外した時の口腔内写真（b）。インプラント周囲の良好なエマージェンスプロファイルと歯槽堤の増大が確認できた。

■最終上部構造装着時の口腔内写真とCBCT像

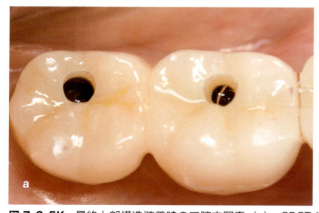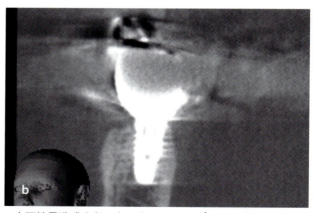

図 7-2-5K　最終上部構造装着時の口腔内写真（a）、CBCT像（b）。水平性骨造成を行ったことで、インプラント周囲に良好な歯槽堤幅が確認できる。

簡単に説明すると……

Point! 水平性GBRは原則コラーゲンメンブレンや骨補填材料を用いた術式です。大きな欠損では自家骨混合やチタン強化非吸収性メンブレンを用いましょう。

■ *Part2* GBRの臨床

メンブレントリミングレッスン！

　メンブレンのトリミングは、いきなりメンブレンをカットするのは危険です。ここでは、メンブレンのトリミングのコツをマスターしましょう。

Step1：欠損部の計測

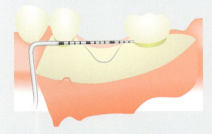

図 7-2-6　歯根間距離やオトガイ孔までの距離を計測する。

Step2：台紙でトリミング

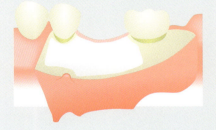

図 7-2-7　滅菌された台紙（メンブレンの袋）で大まかにトリミングしよう。

Step3：メンブレンのトリミング

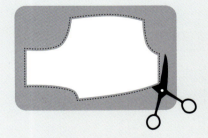

図 7-2-8　メンブレンと台紙を合わせて、台紙よりも若干大きめにトリミングをしよう。しっかりメンブレンと台紙を合わせておかないと、的確なサイズにトリミングができない。また、実際の口腔内で再度トリミングしなければならないため、若干大きめにトリミングをしよう。

Step4：メンブレンの設置

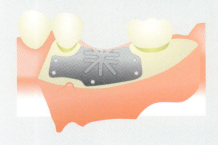

図 7-2-9　歯根と非吸収性メンブレンは1mm以上離す必要がある。口腔内で最終的にメンブレンを微調整してトリミングしよう。その際に、チタンフレームの中心部を切り離すようなトリミングは避けよう。

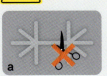

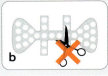

図 7-2-10　メンブレンを補強しているチタンフレームの中心部は切断しないように注意しよう（**a**）。また、チタン強化PTFEメンブレンではチタンフレームのいずれも切ってはいけない。メンブレン部のみトリミングをしよう（**b**）。

2　GBRの術式の種類を理解しよう

3）水平・垂直性GBRの術式② 同時法
　水平・垂直的に約4mmの骨欠損

水平・垂直的な骨頂の場合は、垂直欠損量を優先に考えることが望ましいです。4mm以上の垂直骨造成量が存在する場合はチタン強化型非吸収性メンブレンを用いることが大切です。メンブレンはピン、スクリューでしっかり固定しましょう。

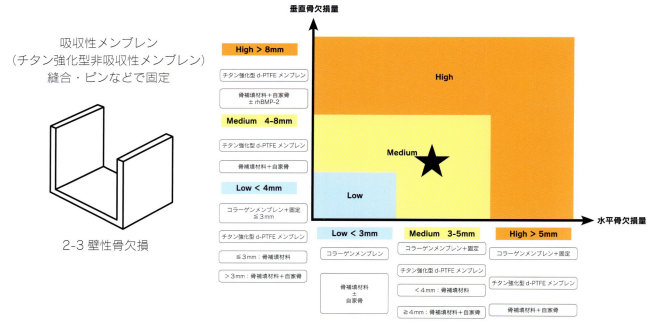

図 7-2-11A ⌐7の歯根破折のため抜歯と判断し、⌐6 7¬へのインプラント埋入を計画した。抜歯後は、理想的な埋入ポジションに対して、水平・垂直的な骨欠損が存在していたため、自家骨とBio-Ossを混合し、チタン強化e-PTFEメンブレンをピンで固定してGBRを行った。術後5か月ではインプラント周囲に骨が形成された。➡症例の詳細は次項参照。

図 7-2-11B　本症例は外側性のGBRであり、水平・垂直的に約4mmの骨欠損が存在することから、チタン強化された非吸収性メンブレンと自家骨を混合した骨補填材料を用いて行うことが望ましい。

Part2　GBRの臨床

■術前の口腔内写真

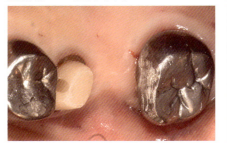

図7-2-11C　|7の歯根破折のため、抜歯とし、|6 7にインプラント治療を計画した。

■理想的なインプラント埋入計画

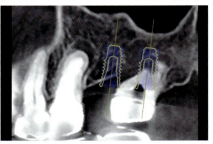

図7-2-11D　|7の抜歯後は、|6の一部と|7の大部分に骨欠損が形成されることが予測できる。

■抜歯・掻爬後の口腔内写真

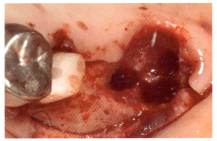

図7-2-11E　抜歯後の歯槽堤には、大きな骨欠損が存在していることが確認できる。

■インプラント埋入直後口腔内写真

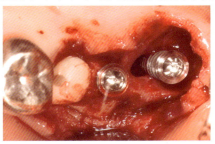

図7-2-11F　|7にはインプラント体の約半分が骨欠損から露出している。

■骨膜減張切開

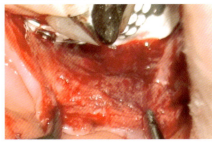

図7-2-11G　骨補填材料を填入して非吸収性メンブレン（NeoGen）をピンで固定したのち、骨膜減張切開を行う。

■術直後の口腔内写真

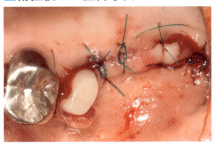

図7-2-11H　テンションフリーで水平マットレスと単純縫合を行い、一次創傷閉鎖を図った。

■術後約5か月後の口腔内写真と|7のCBCT像

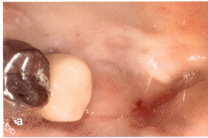
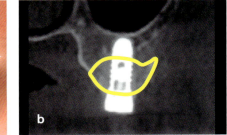

図7-2-11I　術後約5か月後の口腔内写真（a）と|7のCBCT像（b）。炎症や感染が確認されず安定した治癒経過をたどった。さらに、|7の垂直・水平的に骨造成されているのがわかる（黄色の囲み部分）。

■リエントリー時の口腔内写真

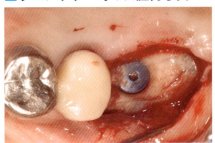

図7-2-11J　|7のカバースクリュー上に軟組織が形成されているとともに、歯槽堤の回復が確認できた。

簡単に説明すると……

Point!　水平・垂直的な骨欠損では、垂直的なGBRに準じてマテリアルの選択をしましょう。

2 GBRの術式の種類を理解しよう

4）水平・垂直性GBRの術式③ 同時法
水平・垂直的に約3mmの骨欠損

インプラントの初期固定が得られない場合はGBRを先行して段階法でのアプローチを考えましょう。3mm以上の骨欠損が存在する場合はコラーゲンメンブレンもしくはチタン強化型非吸収性メンブレンを用いることが望ましく、自家骨と骨補填材を混合して用いることが推奨されます。メンブレンはチタンピンやスクリューを用いてしっかり固定しましょう。コラーゲンメンブレンを用いる場合は、押しても形態が変化しないくらいに骨補填材料をメンブレンの下に追加することがポイントです。

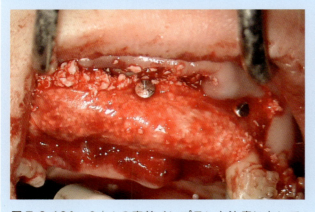

図7-2-12A 3⊥1の審美インプラント治療において、インプラント周囲の硬組織ボリュームの造成のために、同時法で骨補填材料（自家骨＋Bio-Oss）をコラーゲンメンブレンで被覆する「ソーセージテクニック」を用いたGBRを行った。術後7か月では良好な硬組織ボリュームが獲得できた。➡症例の詳細は次項参照。

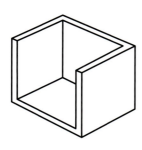

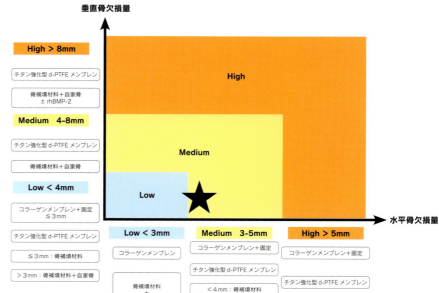

図7-2-12B 本症例は外側性のGBRであり、水平・垂直的に約3mmの骨欠損が存在することから、チタン強化された非吸収性メンブレンと自家骨を混合した骨補填材料を用いて行うことが望ましい。

■ Part2　GBRの臨床

■ 欠損歯槽堤にインプラント埋入

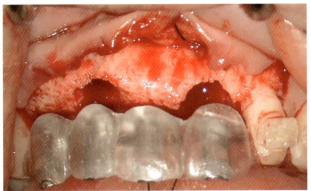

図 7-2-12C　2|1 の残根に抜歯後ステントを設置し、所定の位置にインプラントを埋入した（参考文献 1、中田、2023、図 11 〜 25 引用）。

■ 自家骨と異種骨の混合した骨補填材料填入

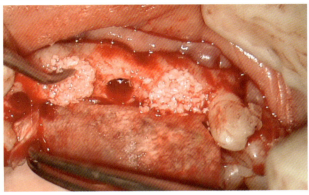

図 7-2-12D　採取した顆粒状自家骨と異種骨を混合した骨補填材料を必要な部分に填入した。

■ タックピン固定

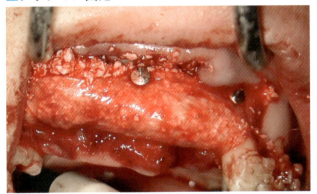

図 7-2-12E　水平的な造成のために骨補填材料を吸収性メンブレンで覆い、形態付与したのちタックピンで固定した。

■ 骨膜減張切開

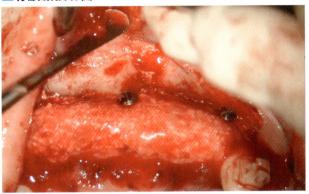

図 7-2-12F　骨膜減張切開により唇側フラップを伸展させた。

■ テンションフリーでの縫合

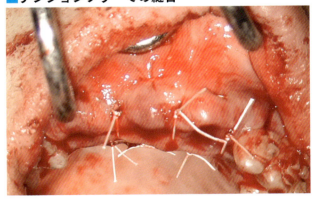

図 7-2-12G　縫合途中の状態。切開した部分を元どおりに戻すイメージで、ていねいに行う。

■ インプラント埋入手術 7 か月後の CT 像

図 7-2-12H　インプラント埋入手術より 7 か月後。二次手術直前の CT 像。術後問題なく経過し、安定した状態を維持していた。水平的な造成量も問題ない。a：3|、b：2|、c：|1、d：|1。

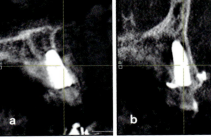
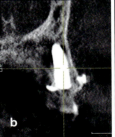
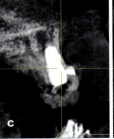
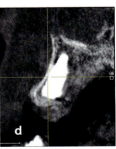

2　GBRの術式の種類を理解しよう

■部分層弁にてフラップ翻転

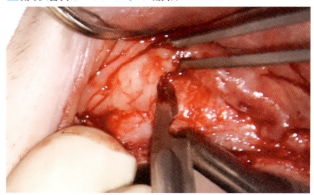

図 7-2-12I　歯肉弁根尖側移動術（Apically positioned flap）のために部分層弁にてフラップを翻転させた。

■インプラントフィクスチャーをバーにて露出

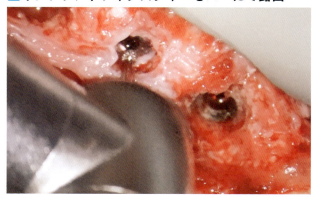

図 7-2-12J　インプラントフィクスチャーは新生骨で覆われているので、マイクロスコープ下で慎重にバーで骨を削除し、露出させた。

■プロビジョナルレストレーション装着後4か月後

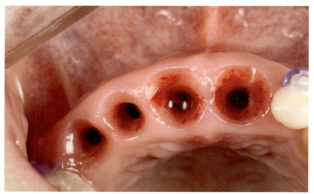

図 7-2-12K　咬合面からみて理想的な軟組織形態が構築されてきた。

■最終補綴装置装着時

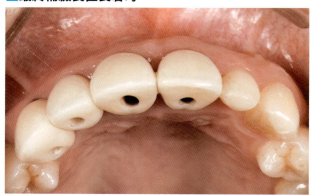

図 7-2-12L　水平的には骨のカントゥアも良好で、歯肉ラインもほぼ予定どおりの仕上がりになった。

■最終補綴装置装着後2年のCT像

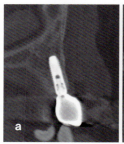
a

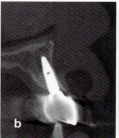
b

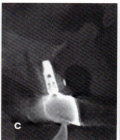
c

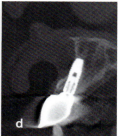
d

図 7-2-12M　唇側には硬組織と、その上の十分な軟組織量が確認できる。a：3̲、b：2̲、c：1̲、d：1̲。

■最終補綴装置装着後2年9か月時

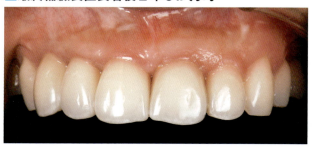

図 7-2-12N　状態は維持されているが、今後も注意深くメインテナンスを続けて経過を観察していきたい。

参考文献
1．中田光太郎．審美領域の複数歯連続欠損症例の成功の条件．Quintessence DENT Implantol. 2023；30（5）：48-57．

Part2 GBRの臨床

5）水平性GBRの術式④ 段階法
水平的に約5mmの骨欠損

1壁性で外側性のGBRであり、水平性に約5mm以上の骨欠損が存在することから、難易度の高いGBRです。スペース保持のためにチタン強化された非吸収性メンブレンと自家骨を混合した骨補填材料を用いて行うことが推奨されます。

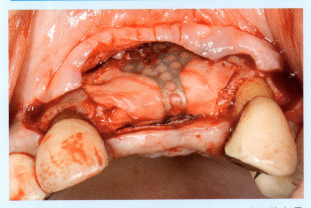

図7-2-13A |1 2の欠損へ顕著な約5mmの水平的な骨欠損が確認されたため、段階法でインプラントを埋入することとした。水平的に5mmの骨吸収であるため、自家骨とBio-Ossを混合して、スクリューで固定したチタン強化非吸収性メンブレンにて被覆して、造成部のスペースメイキングを図った。➡症例の詳細は次項参照。

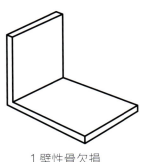
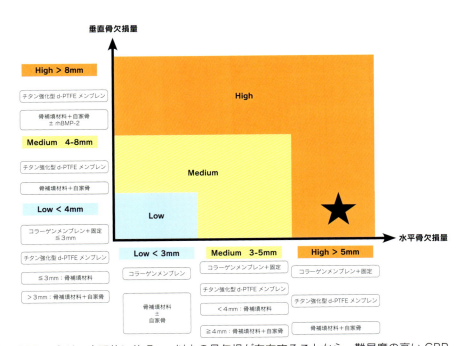

図7-2-13B 本症例は1壁性で外側性のGBRであり、水平的に約5mm以上の骨欠損が存在することから、難易度の高いGBRである。スペース保持のためにチタン強化型非吸収性メンブレンと自家骨を混合した骨補填材料を用いて行うことが望ましい。

91

2 GBRの術式の種類を理解しよう

■術前の正面観と咬合面観

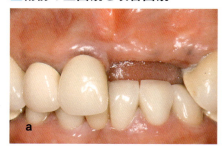
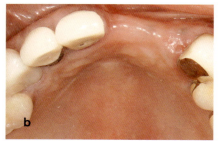

図 7-2-13C　術前の口腔内写真。正面観（a）と咬合面観（b）。|1 2の欠損と水平的な歯槽堤ボリュームの減少が確認できる。

■歯肉弁の剥離・翻転
■デコルチケーション

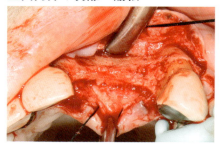
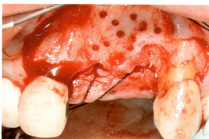

図 7-2-13D｜図 7-2-13E

図 7-2-13D　1壁性の骨欠損が確認できる。
図 7-2-13E　骨欠損部へデコルチケーションを行い、既存骨からの栄養を確保する。

■メンブレンと骨補填材料の設置
■タックピンを用いてメンブレンを固定

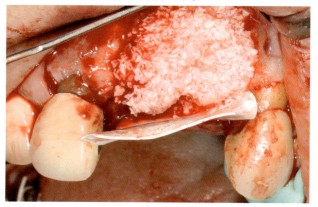
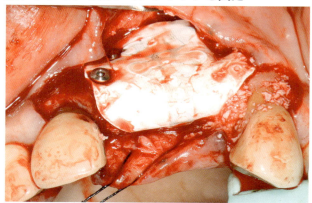

図 7-2-13F　チタン強化非吸収性メンブレンと自家骨と吸収置換の遅い骨補填材料を混合して設置した。

図 7-2-13G　歯根から1mm以上離した位置にメンブレンを設置する。ピンの設置では歯根の損傷に注意が必要。

■術後6か月の口腔内写真
■メンブレン除去時の口腔内写真

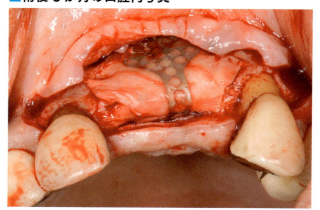
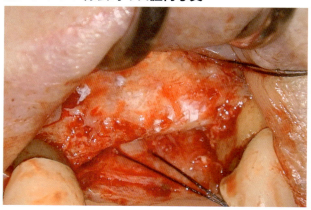

図 7-2-13H　感染のない安定した治癒経過であった。チタン強化型非吸収性メンブレンと吸収置換の遅い骨補填材料により、良好なスペース維持ができているのが確認できる。

図 7-2-13I　良好な骨造成が得られ、歯槽堤のボリュームが増加しているのが確認できる。

Part2　GBRの臨床

6）垂直性GBRの術式⑤　段階法
VRA（Vertical Ridge Augmentation）

垂直的に骨が欠損している状態に対して、インプラントの埋入が可能な状態まで骨造成を行うためのテクニックです。ほとんどが1-2壁性の骨欠損であるため、水平性骨欠損と同様に、置換吸収の低い骨補填材料と自家骨を混合して欠損部へ充填しなければなりません。的確なスペースメイキングを行うとともに、長期的に形態の維持安定を行うために、チタン強化されたメンブレンを必ず用いて、強固な固定が必要となります。とくに下顎では、一次創傷閉鎖を行うための歯肉弁の減張切開を、頬側・舌側ともにする必要があります。

VRA（Vertical Ridge Augmentation）

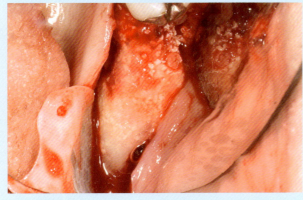

■本症例で使用する材料■

メンブレン

▲NeoGen（デンタリード）

骨補填材料＋自家骨
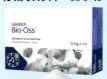
▲Bio-Oss（ガイストリッヒファーマジャパン）

インプラント

▲ストローマン　BLT RC φ4.1mm 8.0mm（ストローマン・ジャパン）

メンブレン固定
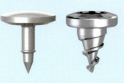
▲メンブレンタック（左）、メンブレンスクリュー（右）（いずれもデンタリード）

図7-2-14A　下顎臼歯部において水平・垂直的に約6mmの骨欠損が確認されたため、垂直性の骨造成を計画した。舌側の歯肉弁の減張を行い、欠損部へ自家骨と骨補填材料を填入してチタン強化e-PTFEメンブレンで被覆してチタンピンとスクリューにて固定してテンションフリーで縫合した。術後6か月、インプラント埋入するのに十分な骨量が形成されているのが確認された。術後の吸収を予測してインプラント埋入と同時にBio-Ossを用いたGBRを再度行った。➡症例の詳細は次項参照。

チタン強化型非吸収性メンブレン
ピンなどで固定

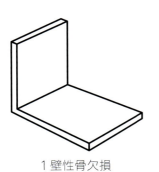

1壁性骨欠損

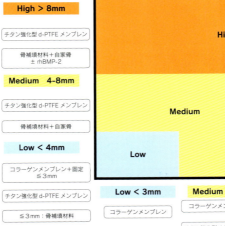

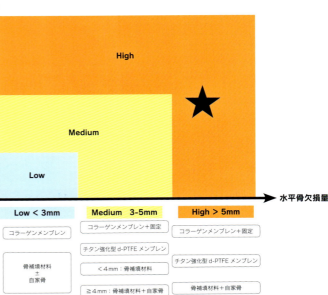

図7-2-14B　本症例は外側性のGBRであり、水平・垂直的に約6mmの骨欠損が存在することから、チタン強化された非吸収性メンブレンと自家骨を混合した骨補填材料を用いて行うことが望ましい。

2　GBRの術式の種類を理解しよう

■術前の口腔内写真とエックス線写真

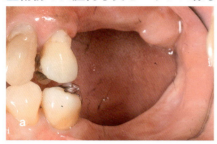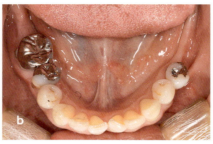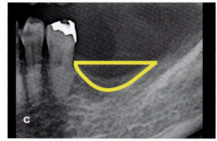

図 7-2-14C　術前の口腔内写真（a、b）とエックス線写真（c）。左側大臼歯部における顕著な水平・垂直的な歯槽堤の萎縮が確認できる。また、エックス線写真でも垂直的な骨欠損が確認できる（黄色の囲み部分）。

■6̄におけるCBCT像　　### ■5̄近心部への縦切開と水平切開　　### ■オトガイ孔の明示

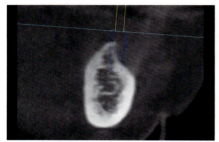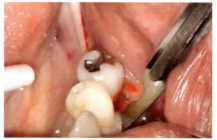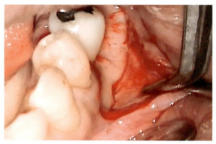

図 7-2-14D　インプラントのプランニングソフトでは、初期固定が得られない可能性が示唆された。

図 7-2-14E　水平切開ではレトロモラーパッド部で頬側に向けて切開しよう。レトロモラーパッドのすぐ舌側には舌神経など脈管系が多く走行している。

図 7-2-14F　オトガイ孔を明示することで、神経の誤切除を避けられるメリットがある。オトガイ孔下部までの剥離は必要はない。

■レトロモラーパッドの剥離　　### ■顎舌骨筋から歯肉の剥離　　### ■小臼歯部の骨膜減張切開

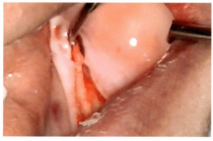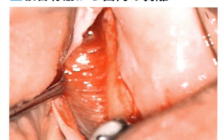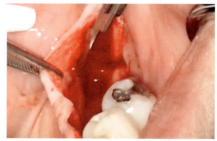

図 7-2-14G　舌神経に気をつけながらレトロモラーパッドを全層弁でていねいに剥離した。

図 7-2-14H　歯肉弁を顎舌骨筋から舌側に引き離すように剥離子を動かすことで、大臼歯部の歯肉弁を伸長させることができる。顎舌骨筋の剥離は厳禁である。

図 7-2-14I　顎舌骨筋は、小臼歯部に向けて深部へ走行しているため、小臼歯部では骨膜減張切開を行う（図 7-2-14G〜Iまでの手技によって下顎舌側歯肉弁の減張が獲得できる）。

■舌側歯肉弁の伸長　　### ■舌側メンブレンの固定

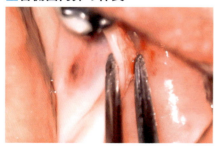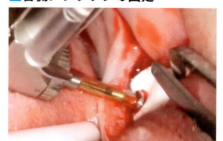

図 7-2-14J｜図 7-2-14K

図 7-2-14J　舌側歯肉弁の減張が獲得できた。
図 7-2-14K　下顎舌側へピンまたはスクリューで固定する時は滑脱を起こさないように慎重に行う。強固な固定が必要な場合、スクリューを用いた方が望ましい。

■ Part2　GBR の臨床

■頬側メンブレンの固定
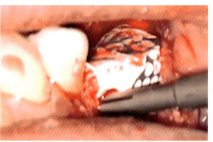

■頬側歯肉弁の骨膜減張切開
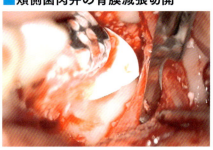

図 7-2-14L　骨補填材料を填入したのち、オトガイ神経から3mm以上離した位置にピンを用いてメンブレンを固定する。前述の通り、歯根から1mm以上メンブレンを離す。

図 7-2-14M　オトガイ孔から5mm以上離して減張切開を行う。0.5mmの骨膜のみを切開することで、結合組織内の神経線維を傷つけることなく歯肉弁の減張が得られる。

■術後3日目の口腔内写真とエックス線写真
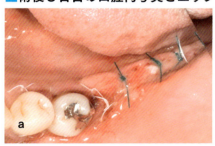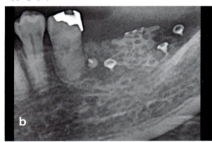

図 7-2-14N　術後3日目の口腔内写真（a）とエックス線写真（b）。安定した軟組織の治癒とエックス線写真では、メンブレンによる垂直的な欠損部のボリューム確保と固定ピン・スクリューが確認できる。

■術後6か月後の口腔内写真とエックス線写真
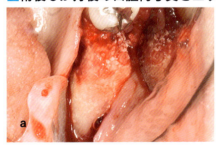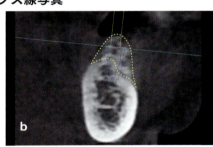

図 7-2-14O　術後6か月後の口腔内写真（a）とエックス線写真（b）。水平・垂直的にも骨造成されているのが確認できる。造成部を破線で示す。

■インプラント埋入と追加のGBRとCBCT像
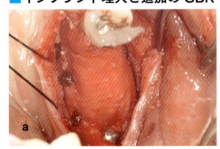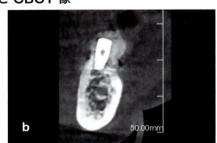

図 7-2-14P　インプラント埋入と追加のGBR（a）とCBCT像（b）。インプラント埋入と同時に、経時的な骨吸収を避けるために、追加のGBRを吸収性メンブレン（Bio-Gide）とチタンピンにて行った。

簡単に説明すると……

 Point!　VRA（Vertical Ridge Augmentation）は、GBRの術式の中でもっとも難易度の高い術式です。

参考文献
1. Avila-Ortiz G, Chambrone L, Vignoletti F. Effect of alveolar ridge preservation interventions following tooth extraction: A systematic review and meta-analysis. J Clin Periodontol. 2019 Jun;46 Suppl 21:195-223.
2. Istvan Urban（著），中田光太郎，松野智宣，岩野義弘（監訳），黒嶋伸一郎，田中譲治，増田英人，山道研介（翻訳統括），浅賀勝寛，安斉昌照，岡田素平太，川本賀奈子，小林真左子，齋藤琢也，菅田真吾，原田武洋，丸橋理沙，水口稔之，山道美季（訳）．Vertical 2 骨造成．垂直的および水平的歯槽堤増大術の完成形．東京：クインテッセンス出版，2024．

2　GBRの術式の種類を理解しよう

7）水平・垂直性GBRの術式⑥　段階法
水平的に約4mm、垂直的に6mmの骨欠損

水平・垂直的な骨造成は難易度の高い外側性のGBRです。的確な骨ボリュームが求められるため、チタン強化型吸収性メンブレンを用いた確実なスペースメイキングと、自家骨と置換吸収の遅い骨補填材料を混合して使用する必要があります。

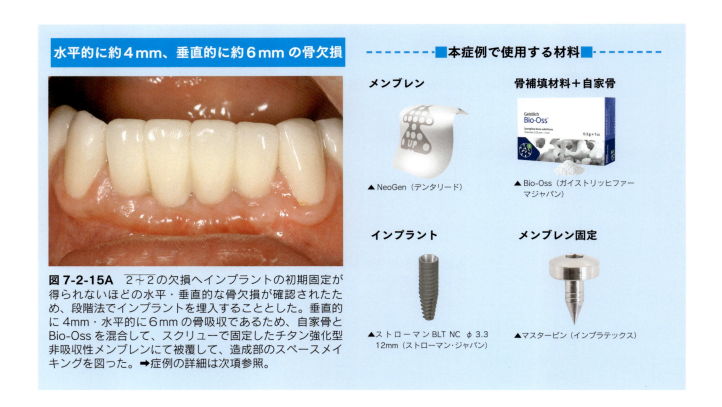

図7-2-15A　2+2の欠損へインプラントの初期固定が得られないほどの水平・垂直的な骨欠損が確認されたため、段階法でインプラントを埋入することとした。垂直的に4mm・水平的に6mmの骨吸収であるため、自家骨とBio-Ossを混合して、スクリューで固定したチタン強化型非吸収性メンブレンにて被覆して、造成部のスペースメイキングを図った。➡症例の詳細は次項参照。

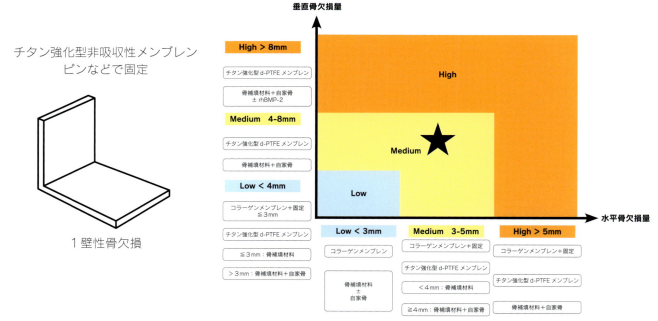

図7-2-15B　本症例は外側性のGBRであり、水平的に約4mmかつ垂直的に約6mmの骨欠損が存在することから、チタン強化された非吸収性メンブレンと自家骨を混合した骨補填材料を用いて行うことが望ましい。

■Part2　GBRの臨床

■術前の口腔内写真とCBCT像

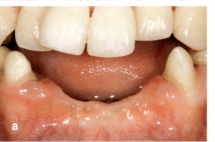
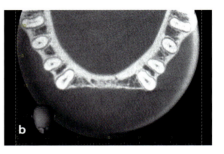

図7-2-15C　術前の口腔内写真（a）とCBCT像（b）。2+2の欠損と同時に水平・垂直的な骨吸収が確認された。インプラントが支持できるだけの骨が喪失しているのが確認されたため、段階法でインプラント埋入を行っていく。

■骨補填材料の築盛とメンブレンの設置

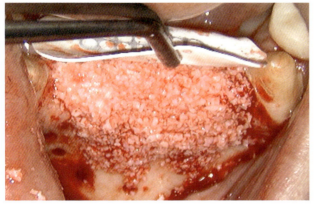

図7-2-15D　全層弁の剥離と既存骨へのデコルチケーションを行った後にチタン強化非吸収性メンブレンNeoGenを、メンブレンスクリューを用いて固定し、自家骨とBio-Ossを混合して骨面に築盛した。

■メンブレンの固定

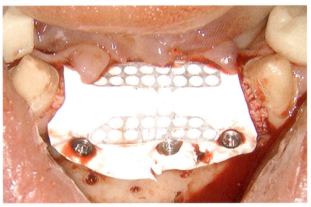

図7-2-15E　唇側部をメンブレンスクリューにて固定した。天然歯根と1mm以上離して設置することが大切である。

■術直後のCBCT像

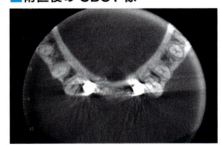

図7-2-15F　良好なボリュームの骨が形成されているのが確認できる。

■最終上部構造印象時

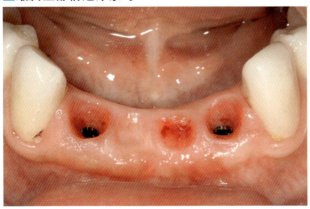

図7-2-15G　遊離歯肉移植術を行い、口腔前庭拡張をするとともに角化歯肉幅の増大を得た。

■最終上部構造の装着

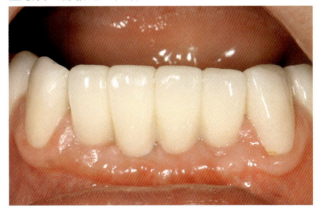

図7-2-15H　良好な審美性が得られた。また、良好な骨ボリュームが獲得できたため、安定したインプラント埋入が可能であった。

3 減張切開の基本手技を知ろう

③ 減張切開の基本手技を知ろう

7-3-1 骨膜の仕組み

　GBRのように骨のボリュームを大きくするような場合では、一次創傷閉鎖を得るために、造成部分の歯肉を伸展さなければなりません。全層弁で剥離された歯肉弁は、骨膜が付いているので、伸長しません。そのため、骨膜を切開する減張切開の必要があります。

　骨膜はZONE1から3まで分類されており[1]、ZONE 1・2（0.23 ± 0.05mm）は骨芽細胞や骨細胞を含んでおり、内側の骨形成層となります。ZONE 3（0.21 ± 0.05mm）は線維性結合組織層のため、高い靭性をもっており、外側線維層となります（図7-3-1）[2, 3]。的確な減張を得るためには、ZONE 3までしっかり切開する必要があります。

　なお、血管や神経は軟組織内に存在しています。メスを用いて深部まで切開することは、大切な脈管系を損傷する可能性があるため、注意しましょう。

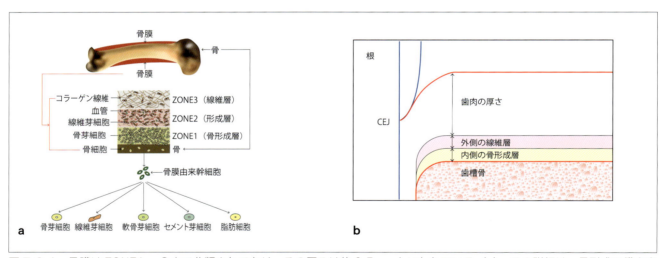

図7-3-1　骨膜はZONE1〜3まで分類されており、その厚みは約0.5mmといわれている（a）。その詳細は、骨形成の働きをもつ内骨膜（ZONE1・2相当）では0.23 ± 0.05mmであり、線維組織が豊富な外骨膜（ZONE3相当）では0.21 ± 0.05mmである（b）（参考文献3、安斉ら、2024、P148、図2より流用）。

簡単に説明すると……

 Point!　骨膜は内・外側の厚みを含めて約0.5mmの厚みです。

参考文献
1. Mahajan A. Periosteum: a highly underrated tool in dentistry. Int J Dent. 2012;2012:717816.
2. Cho EH, Park JC, Cha JK, Kim YT, Jung UW, Kim CS, Choi SH, Kim CK. Dimensional change of the healed periosteum on surgically created defects. J Periodontal Implant Sci. 2011 Aug;41(4):176-84.
3. 安斉昌照，中田光太郎．GBRの基礎とテクニック．In：岩田健男，山﨑長郎，和泉雄一（主席編集）．別冊　ザ・クインテッセンス．PRD YEARBOOK 2024．GBRの有効性および可能性とその評価．東京：クインテッセンス出版，2024．

7-3-2 減張切開のポイント

ここでは減張切開する際のポイントを3つご紹介します。
① 0.5mmの骨膜をていねいに切開します。切開する際はよく切れるハサミや新しいメスを使用しましょう（図7-3-2）。
② 骨膜下線維束のコラーゲン線維を切離します（図7-3-3）。その際、削ぐようにメスの背やメスの先端を用いましょう。白い弦のようなコラーゲン線維が残っており、張力が残存していた場合はコラーゲン線維をていねいに切除しましょう。
③ 最後に歯肉弁を歯冠側に伸展させることで（図7-3-4）、的確な減張が得られます（図7-3-5）。

■ ていねいな骨膜切開

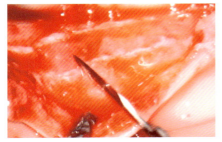

図7-3-2　新しいメスを用いて骨膜のみを選択的にていねいに切開する。

■ 骨膜下線維束の切開と切離

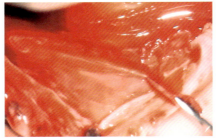

図7-3-3　コラーゲン線維群の切離をていねいに行う。イメージとしてはメスで削ぐような動作をする。

■ 歯肉弁の伸展

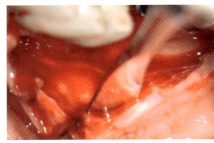

図7-3-4　剥離子で歯肉弁を歯冠側まで引き上げるような動作で伸展させる。

■ 的確な減張量の獲得

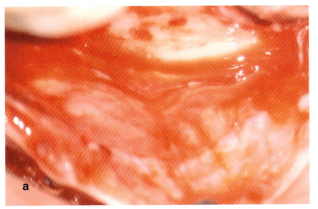
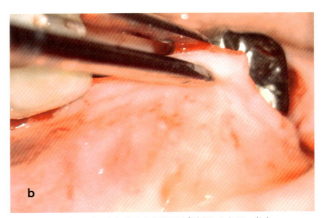

図7-3-5　十分な歯肉弁の骨膜減張が得られている（a）。歯肉弁を伸展することにより十分な減張量が確認できる（b）。

簡単に説明すると……

Point! 骨膜減張切開では0.5mmの骨膜をていねいにハサミや新しいメスで切開することが大切です。

7-3-3 下顎臼歯部の GBR における注意点

　下顎大臼歯部の GBR における骨膜減張切開では、オトガイ神経の損傷には十分注意が必要です。オトガイ孔を明示することで、注意すべき範囲が明確になり（図 7-3-6）、メンブレンの設置のためのピン、スクリュー、さらに骨膜縫合による神経線維の損傷の回避が非常に容易となります。さらに、オトガイ孔周囲 5mm の範囲内では骨膜直下に神経線維が走行している可能性があるため、必ず 5mm 離して骨膜減張切開をしましょう（図 7-3-7）。

■オトガイ孔の明示

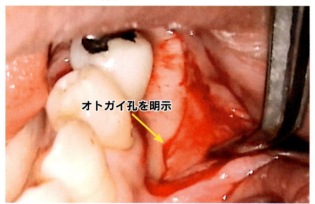

図 7-3-6　オトガイ孔を明示することでオトガイ神経損傷を的確に避けることができる。

■オトガイ孔から 5mm 離して骨膜減張切開

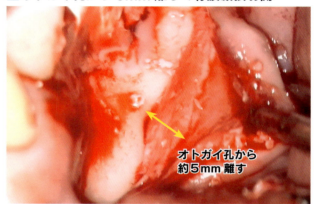

図 7-3-7　オトガイ神経はオトガイ孔から軟組織内部へ走行しているため、オトガイ孔から少なくとも 5mm 離して骨膜減張切開を行う。

簡単に説明すると……

 Point!　下顎における骨膜減張切開はオトガイ孔から 5㎜離した位置に行いましょう。

Column

GBR のデジタルプランニング

インターディシプリナリーな治療計画において、デジタルプランニングソフト（NemoCast）を用いることによって、全顎的に一貫した治療計画を立案することができます（**図 7-3-8**）。アライナー矯正後の状態を事前に把握することで、欠損部への理想的なインプラント埋入位置も術前に決定することができます。そのため、必要な GBR 量や、GBR のタイミング（矯正前・後）の決定が可能になります。

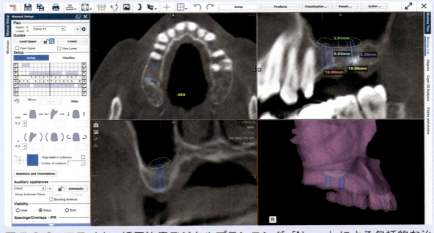

図 7-3-8 アライナー矯正治療デジタルプランニング「Nemo」による包括的な治療計画では、事前に理想的なインプラントポジションにおける GBR 量を、矯正治療前に確認することができる（画像は尾島賢治先生のご厚意により提供）。

Chapter 8
縫合のテクニック

1 縫合糸と縫合針の使い分けを知ろう

8-1-1 縫合糸の種類と特徴

　GBRの縫合糸は安定した張力を獲得できて、感染リスクの少ない縫合糸を選択することが望ましいです。縫合糸にはモノフィラメント（単糸）とポリフィラメント（編糸）の2種類があり（図8-1-1）、歯肉弁の縫合には、非吸収性の縫合糸を用いて、プラークの付着が起こりにくいモノフィラメントの縫合糸を選択しましょう。

	利点	欠点
モノフィラメント 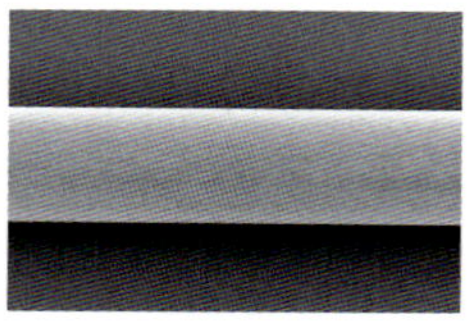	毛細管現象が少なく炎症が生じにくい。組織通過時の組織損傷が少ない。	コシが強いため扱いにくい。結び目が大きくなる。傷やねじれに弱い。
ポリフィラメント 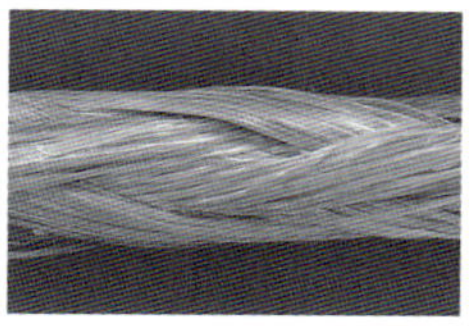	複数のフィラメント（繊維）を編み込んだ糸。しなやかで柔らかい。扱いやすく結び目が緩みにくい。結び目が小さい。	毛細管現象によりプラーク内の細菌が繊維と繊維の間に入り込み炎症を惹起しやすい。組織通過抵抗が大きく、組織損傷が大きい。

図8-1-1　モノフィラメント（単糸）とポリフィラメント（編糸）の利点・欠点（参考文献1、中田、2020、P26、図2-4より流用）。

簡単に説明すると……

モノフィラメントはプラークの付着が少ないため、GBRでは有用性が高いです。

8-1-2 縫合針の構造

　縫合針は強弯と弱弯があり、円周に対してどれくらいの角度かによって定められています。そのため、1/2 であれば強弯、3/8 であれば弱弯となります（**図 8-1-3**）。また、弦の長さが選択でき、GBR のような術野が比較的大きく、マットレス縫合を行う際は、弱弯で長い弦をもつ縫合糸を選択しましょう。

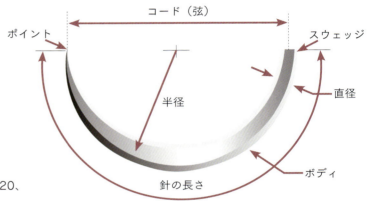

図 8-1-2 縫合針の構造（参考文献 1、中田、2020、P28、図 2-6 より流用）。

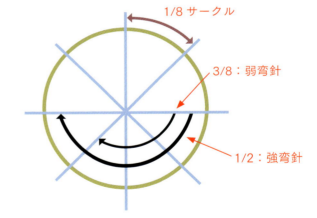

図 8-1-3 強弯針は 1/2、弱弯針 3/8 サークルである。針を選択する際は術野のサイズ等を事前に確認しておくことが大切である（参考文献 1、中田、2020、P28、図 2-7 より流用）。

簡単に説明すると……

Point! 縫合針は弱弯の 3/8、縫合糸はモノフィラメントを選択しましょう。

参考文献
1．中田光太郎．切る縫う結ぶ．ビジュアルで学ぶ．歯周外科手術の原点．東京：クインテッセンス出版，2020．

2 主な縫合の術式を理解しよう

8-2-1 GBRで主に使用される縫合の術式

1）エヴァーティング縫合とインヴァーティング縫合

縫合には、歯肉縁に対する力のかかり方で、エヴァーティング縫合とインヴァーティング縫合があり、作用が全く異なります。

エヴァーティング縫合には歯肉弁の結合組織同士を密着させる作用があり、インヴァーティング縫合は歯肉弁の上皮が内側に入り込むような力が加わります（**図8-2-1**）。GBRではエヴァーティング縫合を心がけて運針することが望ましく、針を刺入する際にしっかり歯肉弁を捲り、歯肉に対して直角に刺入しましょう（**図8-2-2**）。縫合針は弧を描いているため、捲らずに運針すると縫合後の基底部が外側よりも短くなり、インヴァーティング縫合になってしまうので、注意しましょう。

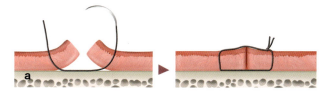 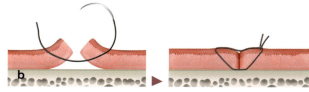

図 8-2-1 GBRではエヴァーティング縫合（**a**）のほうがインヴァーティング縫合（**b**）より最適（参考文献1、中田、2020、P25、図2-16より流用）。

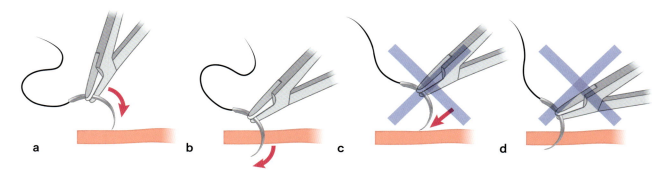

図 8-2-2 運針方法。粘膜に対して直角に刺入することが大切である。**c**のような運針はインヴァーティング縫合になってしまう（参考文献2、Nelson、2015、P17、図1-11より引用改変）。

簡単に説明すると……

Point! GBRで行う縦切開への縫合では、エヴァーティング縫合を心がけましょう。結合組織同士をしっかり密着させることがポイントです。

2）水平マットレス縫合

　マットレス縫合は点と点で歯肉弁を寄せる単純縫合とは違い、線と線で歯肉弁を寄せる作用があるため、GBRではとても重要な縫合方法です。歯肉弁はテンションフリーでの縫合がとても大事で、的確な減張切開が望まれます。縫合時はできるだけ深い位置から運針することをおすすめします（**図8-2-3、4**）。GBRの水平切開部では一次創傷閉鎖が大切であるため、歯肉弁の基底部を水平マットレスにて合わせたのちに、単純縫合にて歯肉辺縁を閉鎖します（**図8-2-5**）。

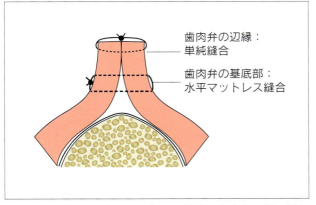

図8-2-3　GBRの水平切開部への縫合。歯肉弁の深い所に水平マットレス縫合を行い、歯肉基底部の内面を合わせるように縫合する。その後、歯肉縁を単純縫合にて行う。確実な一次創傷閉鎖をすることが大切である（参考文献3、安斉ら、2024、P150、図5より流用）。

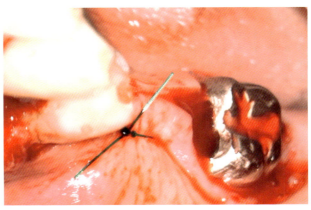

図8-2-4　実際の水平マットレス縫合。

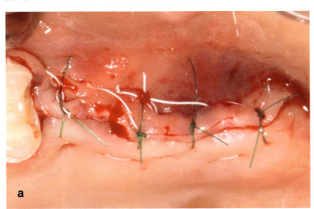

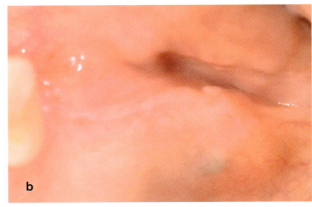

図8-2-5　術直後（**a**）と術後3か月（**b**）の口腔内写真の比較では、確実な創傷閉鎖が得られているのが確認できる。しかし、GBR後のメンブレン直上の歯肉の厚みは、経時的に薄くなるため、経過観察をしっかり行うことが重要である（**b**：ピンが透けていることが確認できる）。

簡単に説明すると……

水平マットレス縫合は、歯肉弁基底部同士を寄せて確実な一次創傷閉鎖を獲得します。

参考文献

1. 中田光太郎．切る縫う結ぶ．ビジュアルで学ぶ　歯周外科手術の原点．東京：クインテッセンス出版，2020．
2. Nelson WJ. Guide to Suturing. J Oral Maxillofac Surg. 2015 Aug;73(8 Suppl):1-62.
3. 安斉昌照，中田光太郎．GBRの基礎とテクニック．In: 岩田健男，山﨑長郎，和泉雄一（主席編集）．別冊　ザ・クインテッセンス．PRD YEARBOOK 2024．GBRの有効性および可能性とその評価．東京：クインテッセンス出版，2024．

2 主な縫合の術式を理解しよう

3）骨膜縫合

主に骨膜縫合は、ピンやスクリューでメンブレンの固定ができなかった場合に用いる方法です（**図8-2-6**）。歯肉弁の可動していない骨膜と、舌/口蓋側の歯肉弁を水平マットレスにて縫合することで、メンブレンの固定が得られます。組織内に留置するため、吸収性の縫合糸を用いることが望ましいです。

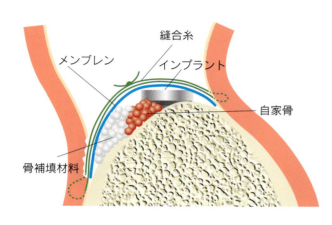

図 8-2-6 骨膜縫合は内側性の縫合であるため、吸収性の縫合糸を用いる。縫合は減張切開した部位よりも深部の可動しない骨膜に運針する。

簡単に説明すると……

骨膜縫合は、非可動域の骨膜同士を結ぶように吸収性の縫合糸を用いて縫合します。

■ Part2　GBRの臨床

8-2-2　運針の手順

　GBRの手術では、リトラクションスーチャー（**図8-2-7**）と水平マットレス縫合（**図8-2-8**）が大切です。リトラクションスーチャーは、歯肉弁を翻転して明視野を確保する上でとても重宝します。テンションフリーで確実な一次創傷閉鎖を行う上で、水平マットレス縫合は必要不可欠になります。

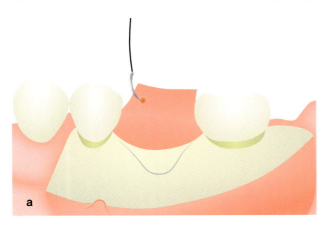

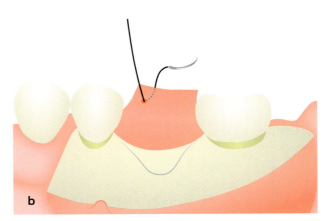

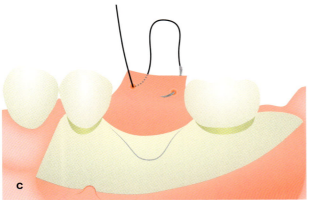

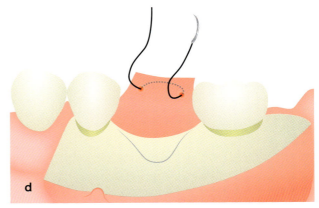

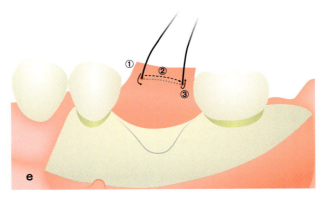

図8-2-7　リトラクションスーチャーの運針の手順。**a**：歯肉弁の内側から刺入する。舌を損傷しないように気を付ける必要がある。**b**：ある程度縫合糸を出しておくことがポイント。**c**：歯肉弁の外側から刺入する。**d**：歯肉弁を損傷しないように縫合糸を引く。**e**：歯肉弁を損傷しないように縫合糸を引く。運針がわからなくなったら、①～③の流れをイメージするとよい。

簡単に説明すると……

Point!　リトラクションスーチャーは、主に口蓋・舌側歯肉弁を展開して術野を明視野にするために行います。

107

2　主な縫合の術式を理解しよう

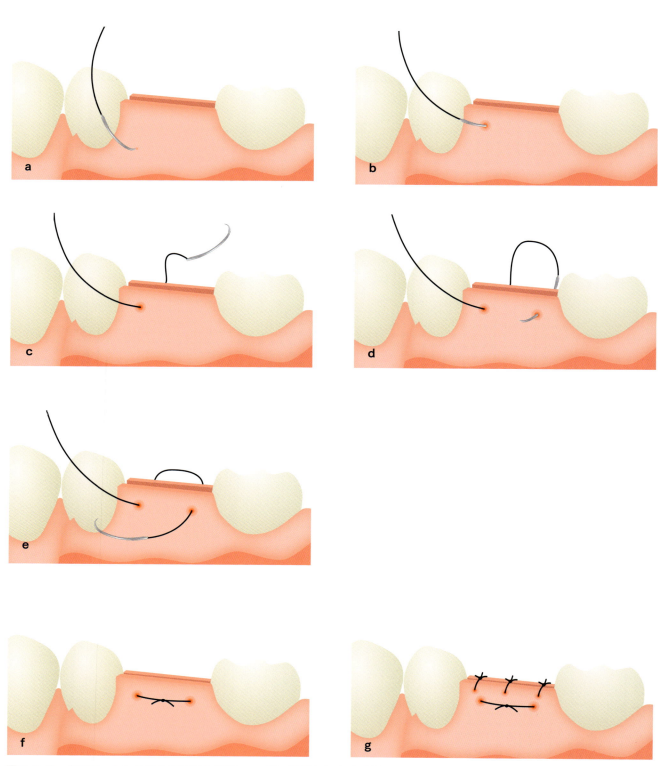

図8-2-8　水平マットレス縫合の運針の手順。a：唇・頬側もしくは舌側歯肉弁の基底部に刺入する（口蓋・舌側歯肉弁が比較的厚みがあるため、口蓋・舌側部に結紮する場合がある。その場合、舌側から刺入する）。b：口蓋・舌側へ運針する c：舌側へ糸を運針するなるべく長く通すことがポイント。舌を損傷しないように気を付ける。d：舌側から針を舌側基底部へ刺入する。e：そのまま頬側へ運針する。f：結紮して水平マットレス縫合の完成。g：実際のGBRでは歯肉縁は単純縫合で閉鎖する（詳細は図8-2-3〜5を参照いただきたい）。

Column

GBRにおける成長因子のあり方

GBRはPASSの原則で新生骨が形成されますが、血管新生促進効果や治癒促進効果があるエムドゲイン（EMD）やリグロス（rhFGF-2）などのGBRにおける効果があります。

・エムドゲインゲル（ブタ歯胚由来エナメルタンパク）

TGF-βの活性により骨芽細胞の増殖・分化を促進する作用があり[1]、骨形成の促進効果が得られるため、近年、歯周組織再生療法にのみならずGBRにおいても骨補填材料に添加して応用されています[2]。

・リグロス（遺伝子組換え線維芽細胞増殖因子）

強い血管新生効果を得ることができ、歯周組織再生療法においてEMDよりも良好な骨再生誘導が確認されたと報告されています[3]。また、犬における歯槽堤保存術では、β-TCPにrhFGF-2を添加した群としない群を術後20週で比較すると、rhFGF-2を添加した群が良好な水平的な骨ボリュームの維持が得られました[4]。

両者とも歯周組織再生療法において良好な成績が得られますが、現在、とくにリグロスを用いたGBRの文献における報告は少ないのが現状です。さらに骨膜減張切開部にリグロスを直接作用させてはいけないため、慎重な手技が必要となります。両材料とも適応外使用となるため、使用する場合は、十分患者への説明が必要になります。

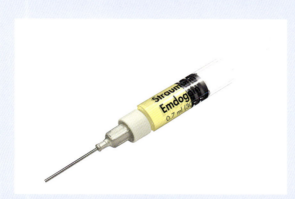

図8-2-9　エムドゲインゲル（ストローマン・ジャパン）。

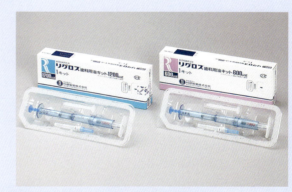

図8-2-10　リグロス（科研製薬）。

参考文献

1. Wada Y, Yamamoto H, Nanbu S, Mizuno M, Tamura M. The suppressive effect of enamel matrix derivative on osteocalcin gene expression of osteoblasts is neutralized by an antibody against TGF-beta. J Periodontol. 2008 Feb;79(2):341-7.
2. Simion M, Ferrantino L, Idotta E, Maglione M. The Association of Guided Bone Regeneration and Enamel Matrix Derivative for Suprabony Reconstruction in the Esthetic Area: A Case Report. Int J Periodontics Restorative Dent. 2015 Nov-Dec;35(6):767-72.
3. Kitamura M, Akamatsu M, Kawanami M, Furuichi Y, Fujii T, Mori M, Kunimatsu K, Shimauchi H, Ogata Y, Yamamoto M, Nakagawa T, Sato S, Ito K, Ogasawara T, Izumi Y, Gomi K, Yamazaki K, Yoshie H, Fukuda M, Noguchi T, Takashiba S, Kurihara H, Nagata T, Hamachi T, Maeda K, Yokota M, Sakagami R, Hara Y, Noguchi K, Furuuchi T, Sasano T, Imai E, Ohmae K, Koizumi H, Watanuki M, Murakami S. Randomized Placebo-Controlled and Controlled Non-Inferiority Phase III Trials Comparing Trafermin, a Recombinant Human Fibroblast Growth Factor 2, and Enamel Matrix Derivative in Periodontal Regeneration in Intrabony Defects. J Bone Miner Res. 2016 Apr;31(4):806-14.
4. Fukuba S, Akizuki T, Matsuura T, Okada M, Nohara K, Hoshi S, Shujaa Addin A, Iwata T, Izumi Y. Effects of combined use of recombinant human fibroblast growth factor-2 and β-tricalcium phosphate on ridge preservation in dehiscence bone defects after tooth extraction: A split-mouth study in dogs. J Periodontal Res. 2021 Apr;56(2):298-305.

Chapter 9
術後の合併症

1 術後の合併症と対処法を知ろう

9-1-1 術後の合併症①メンブレンの露出

　GBRでは、欠損部の骨ボリュームが増加するため、確実な骨膜減張切開を行って、一次創傷閉鎖を獲得します。しかし、術後の合併症において創の裂開が生じてしまうことがあります。ここでは、早期と晩期におけるメンブレンの露出に分けて考えましょう（**図9-1-1**）。

1）早期の露出
　術後早期に露出する場合は、メンブレンの設置不良や、不十分な減張切開による歯肉弁への無理なテンションがかかっている場合に起こります。また、メンブレンの鋭縁部や、対合歯や補綴装置などによる物理的な刺激でも起こります。クロスリンクコラーゲンが口腔内に露出した場合は、メンブレンが化学的に生成されているため、コラゲナーゼと抵抗することで、長期的な軟組織治癒閉鎖不全が起こる可能性があります。その場合、最大48.5％の骨喪失が起こる可能性があるため、注意が必要です。

2）晩期の露出
　GBRは長期の待時期間が必要です。そのため、歯肉が菲薄することで露出を起こしてしまうことがあります。また、早期露出の原因と同様に、物理的な刺激でも創の裂開が起こることがあります。

簡単に説明すると……

> メンブレンの露出の主な原因は、不十分な歯肉の減張やメンブレンの設置不良、物理的な刺激です。

参考文献
1. Istvan Urban（著），和泉雄一，窪木拓男，山﨑長郎（監訳）．垂直的および水平的歯槽堤増大術．ソーセージテクニックと新たなコンビネーショングラフト．東京：クインテッセンス出版，2018．

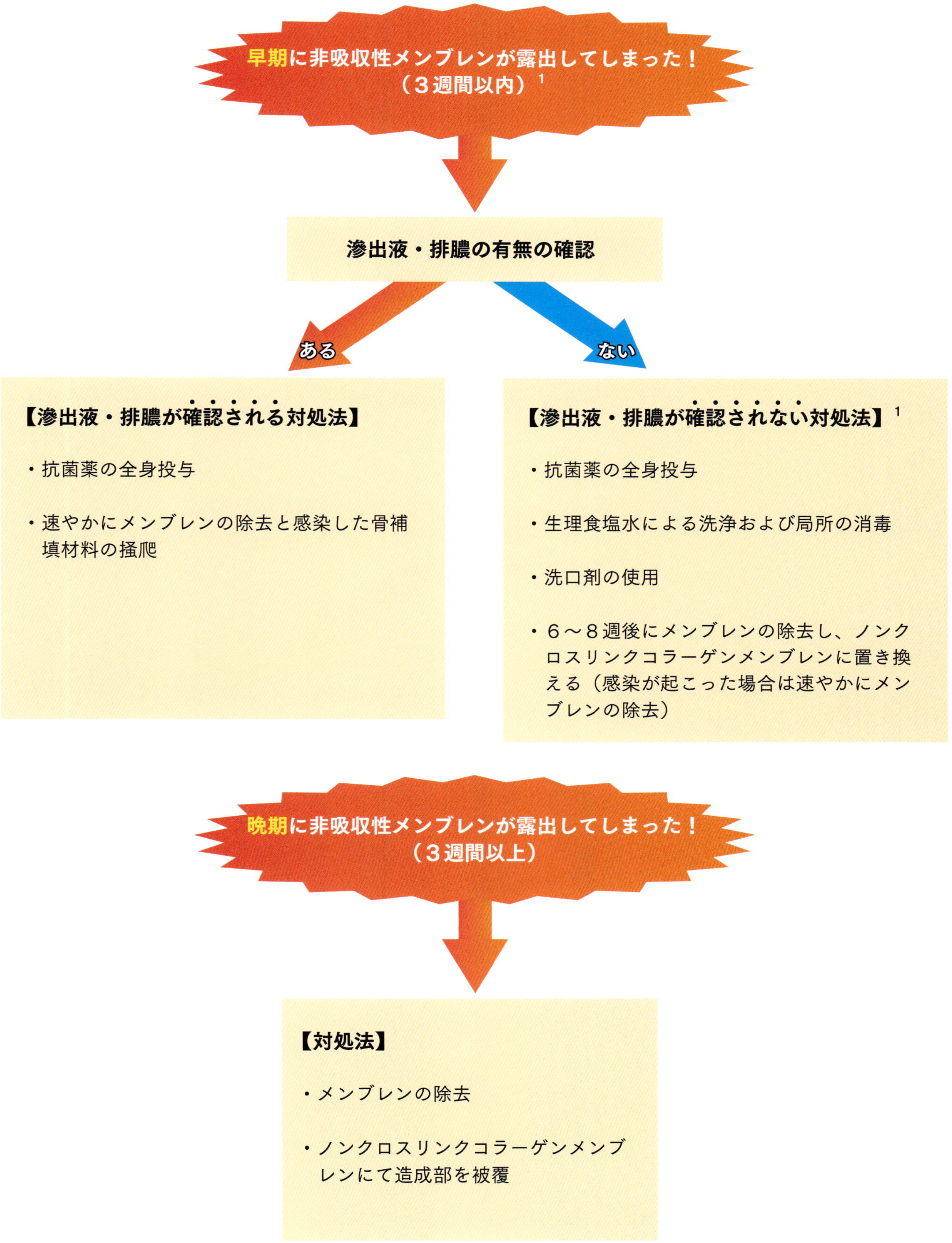

Part2　GBRの臨床

早期に非吸収性メンブレンが露出してしまった！
（3週間以内）[1]

↓

滲出液・排膿の有無の確認

ある　　　　　　　　　　　　ない

【滲出液・排膿が確認される対処法】

・抗菌薬の全身投与

・速やかにメンブレンの除去と感染した骨補填材料の掻爬

【滲出液・排膿が確認されない対処法】[1]

・抗菌薬の全身投与

・生理食塩水による洗浄および局所の消毒

・洗口剤の使用

・6〜8週後にメンブレンの除去し、ノンクロスリンクコラーゲンメンブレンに置き換える（感染が起こった場合は速やかにメンブレンの除去）

晩期に非吸収性メンブレンが露出してしまった！
（3週間以上）

↓

【対処法】

・メンブレンの除去

・ノンクロスリンクコラーゲンメンブレンにて造成部を被覆

図9-1-1　早期・晩期のメンブレン露出における対処法。

1　術後の合併症と対処法を知ろう

9-1-2　術後の合併症②感染

　術前の良好な口腔内環境はとても大切です。メンブレンの露出などが起こっていないが、感染を生じている場合は、図9-1-2の適切な対処が必要です。感染の原因はさまざまですが、不十分な術前口腔内清掃、不十分な術前の禁煙指導を含む歯周基本治療、さらに骨補填材料の唾液による感染などが考えられます。そのため、できるだけ術前に感染リスクを下げておく必要があります。

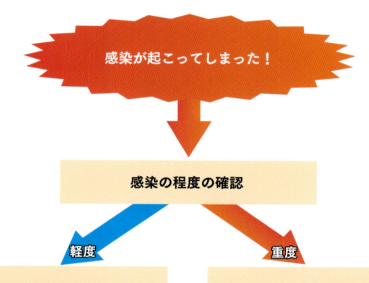

図9-1-2　軽度・重度の感染の対処法。

簡単に説明すると……

 万が一、感染が生じた場合、感染の程度を見極め、適切に対処しましょう。

参考文献
1. Istvan Urban（著），中田光太郎，松野智宣，岩野義弘（監訳），黒嶋伸一郎，田中譲治，増田英人，山道研介（翻訳統括），浅賀勝寛，安斉昌照，岡田素平太，川本賀奈子，小林真左子，齋藤琢也，菅田真吾，原田武洋，丸橋理沙，水口稔之，山道美季（訳）．Vertical 2 骨造成．垂直的および水平的歯槽堤増大術の完成形．東京：クインテッセンス出版，2024．

9-1-3 術後の合併症症例

参考症例 メンブレン早期露出と軽度感染に対処した合併症症例

　患者は54歳女性で、重度骨欠損により垂直性GBRを行いました（図9-1-3）。術後3週間でメンブレンが露出しました。軽度な感染を認めたため、抗菌薬の投与と洗浄・消毒を繰り返して術後5週目まで経過観察を行いました（図9-1-4）。メンブレンのトリミング不足により、歯根と接していたことが感染の原因と考え、同術後5週目に外科的リエントリーを行い、メンブレンの撤去と骨補填材料の撤去を行いました（図9-1-5、6）。感染していた骨補填材料は限定的であったため、欠損部には吸収置換の早い骨補填材料（ストローマンRFTデンタル：ストローマン・ジャパン）を填入して、コラーゲンメンブレン（Bio-Gide：ガイストリッヒファーマジャパン）にて被覆して閉創しました（図9-1-7）。術後4か月後にCBCTで十分な骨造成量を確認しました（図9-1-8）。インプラント埋入時に良好な骨組織を確認して（図9-1-9）、インプラントを埋入しました（図9-1-10）。

■ GBR後のCBCT像

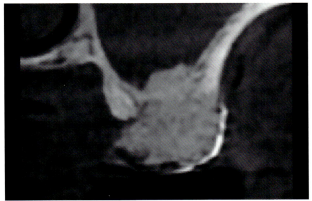

図9-1-3　非吸収性メンブレンにて垂直性GBRを行った。

■ 術後3週間でメンブレンの露出

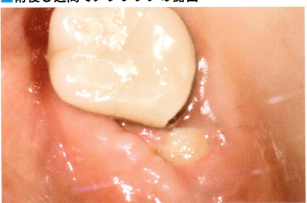

図9-1-4　メンブレンと歯根が接していることが確認できる。

■ メンブレン除去時の口腔内写真

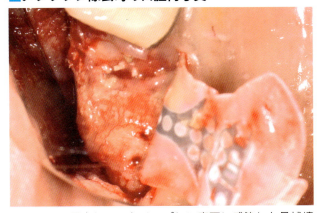

図9-1-5　露出していたメンブレン直下に感染した骨補填材料が確認できる。

■ 感染した骨補填材料除去後の口腔内写真

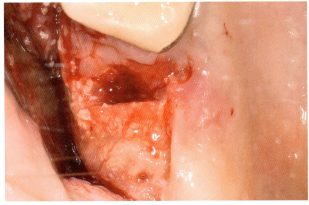

図9-1-6　非常に限局した範囲で感染が起こっていた。その他の部位では安定した骨様組織が確認できる。

1 術後の合併症と対処法を知ろう

■吸収性メンブレンで再度被覆した状態

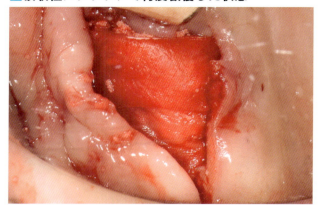

図9-1-7　感染部位に再度骨補填材料を填入してコラーゲンメンブレンにて被覆した。

■リエントリー後、約4か月後のCBCT像

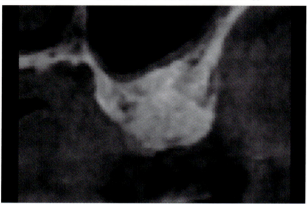

図9-1-8　垂直的に安定した骨が形成されているのが確認できる。

■インプラント埋入時

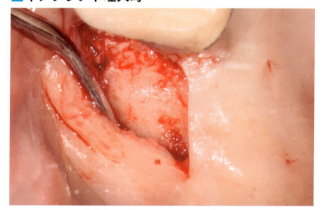

図9-1-9　骨造成部は安定した骨組織が確認できた。

■インプラント埋入直後

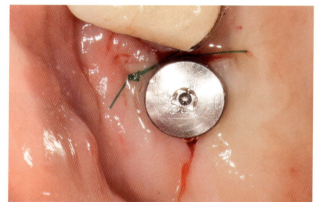

図9-1-10　良好な初期固定が確認でき、理想的なインプラント埋入が可能であった。

■ Part2　GBRの臨床

Column

骨再生は骨壁から

　インプラント周囲炎によって重度の骨吸収を起こしている症例において（**図9-1-11A**）、インプラントの撤去し、十分な掻爬の後にコラーゲンスポンジを填入し、血餅の保持を行いました。術後6か月では、骨壁から新生骨が再生されていることが確認できます（**図9-1-11B**）。Schenk RKら[1]は、骨再生治癒パターンを調べるためビーグル犬において骨欠損を作り、その治癒経過によると、骨再生は骨の表面から起こることを報告しているため、骨再生には血餅の保持・骨細胞の停滞・維持がとても大切であることがわかります。

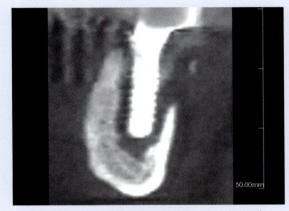

図9-1-11A　インプラント周囲炎。3のインプラント周囲に重度な骨吸収が認められる。

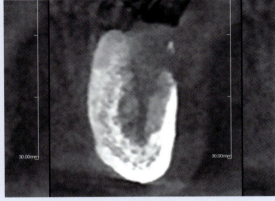

図9-1-11B　術後6か月後のCBCT像。骨壁から新生骨が形成されていることが確認できる。

参考文献
1. Schenk RK, Buser D, Hardwick WR, Dahlin C. Healing pattern of bone regeneration in membrane-protected defects: a histologic study in the canine mandible. Int J Oral Maxillofac Implants. 1994 Jan-Feb;9(1):13-29.

Index

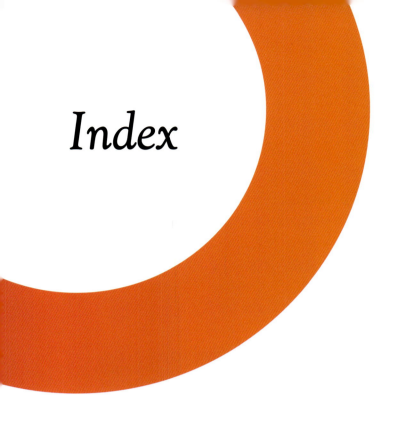

和文

い
インヴァーティング縫合 …………………… 104
インプラント埋入のタイミング ……………… 25

う
運針 …………………………………………… 107

え
エヴァーティング縫合 ………………………… 104
エムドゲインゲル ……………………………… 109

お
オトガイ孔 …………………………………… 100
　　──の位置 ………………………………… 76
オトガイ神経 …………………………………… 48

か
外側性GBR …………………………………… 30
ガウンテクニック ………………………… 43、44
顎舌骨筋 ……………………………………… 48
下行口蓋動脈 ………………………………… 46
眼窩下動脈・神経 …………………………… 46
感染 …………………………………………… 112

き
喫煙 ……………………………………… 38、40
吸収性メンブレン ……………………… 61、62

く
クロスリンク …………………………… 60、61

け
外科的リスクファクター ……………………… 38
血餅の保持 …………………………………… 71
減張切開 ……………………………………… 99

こ
高血圧 ………………………………………… 39
後上歯槽動脈 ………………………………… 46
合成ポリマー ………………………………… 60
骨形成能 ……………………………………… 55
骨形態の分類 ………………………………… 29
骨再生誘導 …………………………………… 12
骨増生 ………………………………………… 13
骨造成 ………………………………………… 13
　　──後の形態変化 ………………………… 34
　　──量の限界 ……………………………… 32
骨粗鬆症 ……………………………………… 39
骨伝導能 ……………………………………… 55
骨補填材料 ……………………………… 54、55
　　──のオーダー基準 ……………………… 72
　　──の性質の違い ………………………… 55
　　──の使い分け …………………………… 59
　　──の役割 ………………………………… 54
骨膜 …………………………………………… 37
　　──の仕組み ……………………………… 98
骨膜縫合 ……………………………………… 106
骨誘導能 ……………………………………… 55
固有歯槽骨 …………………………………… 14

さ
サイトランスグラニュール …………………… 56

し
自家骨採取部位 ……………………………… 58
支持歯槽骨 …………………………………… 14
歯周組織再生誘導 …………………………… 12
歯周組織フェノタイプ …………………… 18、22
歯槽堤 ………………………………………… 14
歯槽堤保存術 ……………… 17、19、22、79
手指消毒 ……………………………………… 43
術後の合併症 …………………………… 110、112

116

術前口腔外消毒 ……………………………… 42
術前口腔内消毒 ……………………………… 42
術直前管理 …………………………………… 42
心疾患・脳血管疾患 ………………………… 39

す

垂直骨膜減張切開 …………………………… 74
垂直性 GBR の術式 ………………………… 93
垂直的変化量 ………………………………… 36
水平・垂直性 GBR の術式 ………… 86、88、96
水平性 GBR の術式 ………………… 82、91
水平切開 ……………………………………… 75
水平的変化量 ………………………………… 36
水平マットレス縫合 ………………………… 105
スクリュー …………………………………… 63

せ

切開線 ………………………………………… 75
舌下動脈 ……………………………………… 49
舌神経 ………………………………………… 48
舌深動脈 ……………………………………… 49

そ

束状骨 ………………………………………… 14

た

大口蓋動脈 …………………………………… 46
縦切開 ………………………………………… 75
段階法 ……………………… 78、91、93、96

て

テンションフリー …………………………… 34

と

同時法 ……………………… 78、82、86、88
糖尿病 ………………………………………… 38

な

内側性 GBR …………………………………… 30

の

ノンクロスリンク ………………… 60、61

は

剥離 …………………………………………… 77
抜歯後骨吸収変化 …………………………… 16

ひ

非吸収性メンブレン ……………… 61、62

ピン …………………………………………… 63

ほ

縫合 …………………………………………… 63
　　——の術式 ……………………………… 104
縫合糸 ………………………………………… 102
縫合針の構造 ………………………………… 103
ボナーク ……………………………………… 57
ポリフィラメント …………………………… 102

み

ミシガン分類 ………………………………… 67

め

メンブレン ………………………… 31、60
　　——の設置方法 ………………………… 63
　　——トリミング ………………………… 85
　　——の役割 ……………………………… 60
　　——の露出 ……………………………… 110

も

モノフィラメント …………………………… 102

り

リグロス ……………………………………… 109
リスクファクター …………………………… 38
リトラクションスーチャー ………………… 107
隣在歯のアタッチメントレベル …………… 33

Index

R
RFT ·· 57
S
SSA（Sealing Socket Abutments）············ 26
T
Tiハニカム ··· 60
V
VRA（Vertical Ridge Augmentation）·········· 93

数字

1壁性骨欠損 ································ 29、71
2壁性骨欠損 ································ 29、71
3壁性骨欠損 ································ 29、71
4壁性骨欠損 ································ 29、71

欧文

B
Bio-Gide ·· 14
Bio-Oss ······································ 14、56
C
Cawood と Howell の分類 ························ 17
D
d-PTFE ··· 60
E
e-PTFE ··· 60
G
GBR（guided bone regeneration）····· 10、12、13
　──後の造成部形態変化 ······················ 34
　──の造成量の限界 ··························· 32
　──の難易度 ··································· 28
GTR（guided tissue regeneration）········ 12、13
O
osteoconduction ·································· 55
osteogenesis ······································ 55
osteoinduction ···································· 55
P
PASS の原則 ······································ 11

あとがき

　GBRはとても難しい。これが多くの先生方の本音だと思う。私も同じ思いで今でも術前は気合を入れて臨んでいるし、術後の経過が良好なことにホッとする。それでもしっかり経過観察をしないといけない。その難しい、しかしインプラントロジストにとっては避けて通れないGBRにどう取り組むか、を考えて上梓したのが本書である。

　骨のバイオロジーや解剖学を理解しておくことは、GBRを行う上では非常に大切である。本書では基本的な部分にフォーカスして、手術に向き合うために知っておきたいファクターをできる限り簡潔に記したつもりである。また、術式、使用する材料においては、読者諸兄がいつも非常に興味ある部分であると思い、近年発売された多くの骨補填材料やメンブレン、それを固定するためのタックピン、その他手術に用いるインスツルメント類を可能な限り紹介したつもりである。とくにどのような骨の欠損形態にどの材料、どの術式を用いるかについては本書では多くのページを割いて細かく解説したつもりである。さらに残念ながら避けて通れない合併症への対応についても詳しく触れている。

　本書で紹介している術式は、安斉昌照先生とともに訪れたブダペストにて受講した、Dr. Istvan UrbanのGBRコースで学んできた内容をベースにしている。彼が提唱している解剖学に基づいた安全な骨膜減張切開は「私たちの臨床を変えた」というほどのインパクトがある。そして、ステップバイステップを確実に丁寧にこなしていくことの重要性を教えていただいた。本書においてもそれらを踏まえて、切開・縫合などのポイントにも比重を置いて解説している。術前後にわたる感染防止のための徹底的な対応の重要性を教えられたことも追記しておきたい。

　本書は、私が主宰するENの理事であり、現在さまざまな場で活躍している若きエースの安斉昌照先生との共著である。彼の仕事の速さとレスポンスの速さはとても私がついていけるスピードではなく、多くの作業をこなしてくれたし、これからの彼の活躍がとても楽しみな期待のホープである。

　本書の出版にあたりそんな彼をガイドしながら本書の制作を担当していただいたクインテッセンス出版の江森かおり様、その上司であり、私の歯科医師人生のパートナーと言ってもいい山形篤史氏に深謝したい。また、症例を提供いただいた先生方にもお礼を申し上げて、本書をご活用いただけることを期待して筆を下ろしたい。

2024年12月吉日
中田光太郎

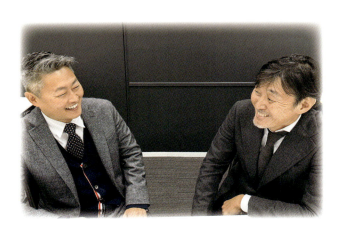

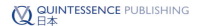

ベーシックGBR
もう迷わない骨補填材料&メンブレンの材料選択と術式

2025年2月10日　第1版第1刷発行

著　　者　　安斉昌照／中田光太郎

発 行 人　　北峯康充

発 行 所　　クインテッセンス出版株式会社
　　　　　　東京都文京区本郷3丁目2番6号　〒113-0033
　　　　　　クイントハウスビル　電話(03)5842-2270(代表)
　　　　　　　　　　　　　　　　(03)5842-2272(営業部)
　　　　　　　　　　　　　　　　(03)5842-2276(編集部)
　　　　　　web page address　https://www.quint-j.co.jp

印刷・製本　　サン美術印刷株式会社

Printed in Japan　　　　　　　　　　　　　　禁無断転載・複写
ISBN978-4-7812-1113-8　C3047　　　　落丁本・乱丁本はお取り替えします
　　　　　　　　　　　　　　　　　　　　定価はカバーに表示してあります